露の身ながら

往復書簡　いのちへの対話

多田富雄
柳澤桂子

集英社文庫

露の身ながら◉目次

病で歩けなくなり、完全に寝たきりで二年間過ごしました——柳澤桂子　10
私の文章で勇気が与えられるなら、もう一度本気で書いてみよう——多田富雄　23
車椅子に乗る時はおしゃれをして乗ります——柳澤桂子　37
病気を持つ者と介護する者の問題について——多田富雄　49
文化はＤＮＡの直接的な支配からは自由です——柳澤桂子　63
人類はＤＮＡとも違う何ものかに導かれて文化を創り出している——多田富雄　75
「赤い」と「りんご」は、脳の中で「赤いりんご」になる——柳澤桂子　90
大切なのはロジック、明晰な観察能力、それに感動を表現する努力——多田富雄　103

クローンの怖さ——柳澤桂子 116
ゲノムは人権そのもの、クローン反対は生命科学者の責任——多田富雄 129
身障者用品に対する考えにも性格が出る——柳澤桂子 142
どんなに不便でも見苦しくても、どこへでも出て行く——多田富雄 156
今一番怖いと思っているものは、内分泌攪乱物質——柳澤桂子 170
国際紛争に免疫の知恵を活かす——多田富雄 181
私の記憶は脳の中のB５サイズのスクリーンに——柳澤桂子 194
においによって呼び覚まされる記憶の不思議——多田富雄 206

なぜ進化は人間を生んだのでしょうか——柳澤桂子　220
遺伝子の発現にあわせた教育が人類を平和に導く——多田富雄　232
子孫のために住みやすい地球を残したい——柳澤桂子　245
私が原爆の能を書く理由——多田富雄　257
あとがきにかえて　新しい生命の目覚め——多田富雄　270
あとがきにかえて　平和を祈り病と生きる——柳澤桂子　281
註　290

露の身ながら

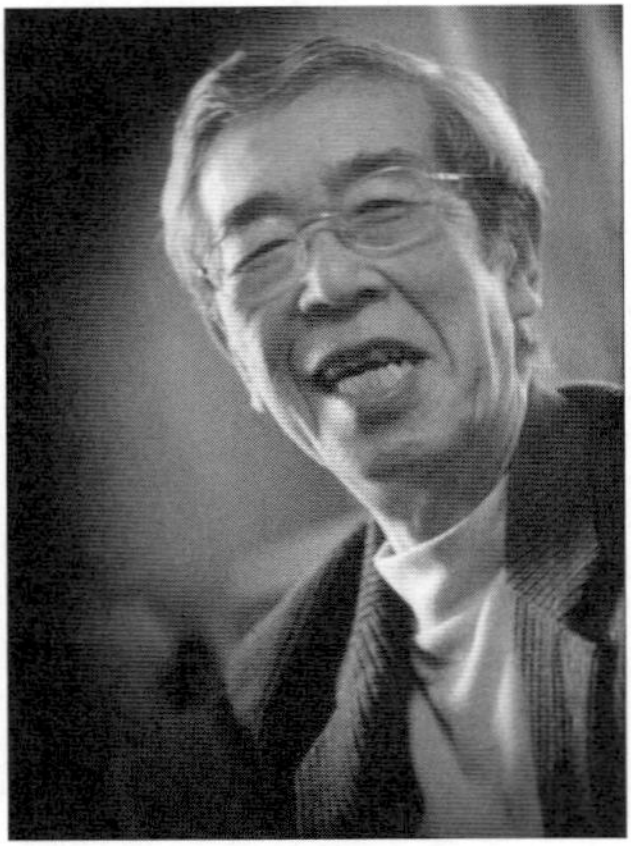

多田富雄(ただ とみお)

東京大学名誉教授。免疫学者。文化功労者。国際的な学者として多忙の日々を送っていた2001年5月、脳梗塞で倒れ声を失い右半身不随となる。現在リハビリを行いながら、パソコンに向かい左手で著作活動を続ける。1934年生まれ。千葉大学医学部卒。千葉大学教授、東大教授などを歴任。95年、国際免疫学会連合会長。抑制T細胞を発見。野口英世記念医学賞、エミール・フォン・ベーリング賞、朝日賞など内外の多数の賞を受賞。また、著作も多く、大佛次郎賞、日本エッセイスト・クラブ賞などを受賞。能楽にも造詣が深く、新作能の作者としても知られる。

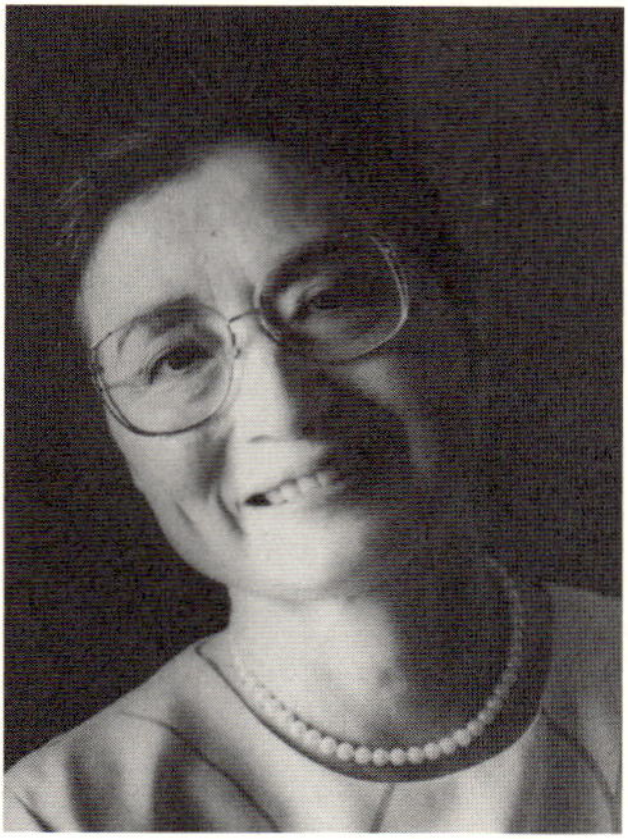

柳澤桂子(やなぎさわ けいこ)

お茶の水女子大学名誉博士。遺伝学者。サイエンスライター。世界に先駆けて*T*遺伝子の研究をしていた1969年、原因不明の難病が発病して研究生活を断念。激痛と闘いながら病床から、生命科学の啓蒙書を通じ「いのちの大切さ」を一般読者に訴え続ける。1938年生まれ。お茶の水女子大学理学部卒。ニューヨークのコロンビア大学大学院修了。慶応義塾大学医学部助手を経て、三菱化成生命科学研究所主任研究員。講談社出版文化賞科学出版賞、日本エッセイスト・クラブ賞など、多くの出版賞を受賞。

病で歩けなくなり、完全に寝たきりで二年間過ごしました

柳澤桂子

その後お加減はいかがでいらっしゃいますか？

今日、私は車でお散歩に連れて行ってもらいましたが、もう桜が咲きかけておりました。春が早く来るのはうれしいのですが、これが、地球温暖化の兆しかなどと、つい無粋なことを考えてしまいます。

今年（二〇〇二年）の「文藝春秋」の新年特別号に載った先生の「鈍重な巨人　脳梗塞《こうそく》からの生還」は衝撃的な作品でございました。お元気で活躍していらした先生が、一瞬にして、ほとんど何もできないおからだになってしまわれる。これが人間の真の姿なのでしょうが、私たちはいつもそのことを忘れております。

先生は東京理科大学生命科学研究所所長として、また、免疫学の世界的権威として

国際的に活躍していらっしゃったばかりでなく、ご自分で能の創作をなさって、海外公演にまでお出かけになっていたのですから、おからだにはご無理だったのでしょう。「文藝春秋」には、淡々と書いていらっしゃいますが、どれほどのお苦しみがあったかと拝察申し上げます。随所に見られる「涙が出た」という短い文章が胸をえぐりました。男の方の流される涙は、女の涙とはちがいます。このように書かれるのがどれほど深い悲しみであり、あるいは感激であったのか。お察しすることもできません。

私も、病で歩けなくなり、完全に寝たきりで二年間過ごしました。けれども、私の場合は、徐々に病状が進みましたので、心の準備をする時間がございました。良いヘルパーさんにも恵まれ、明るく過ごしましたが、どんなことがあっても、もう二度と寝たきりにはなりたくないと思います。

私がつらかったのは、自分の身の回りのこともできないということがもちろん第一でございましたが、それとほとんど同じほど、他の人に何かをしてあげられないというのがつろうございました。やはり、母親は皆に何かをしてあげる存在なのです。その点、先生はどんな風にお感じだったのでしょうか？

先生は一晩にして、声が出ないためにお話ができない（構音障害）という状態になられました。これはどんなにかおつらいことだったと存じますが、失語症（言葉を理解したり表出したりできなくなる）になられなくてほんとうに良かったと存じます。言語を失うということは、人格を否定されるのと同じくらいつらいことではないかと思います。

それに致しましても、倒れられてから半年も経たないうちに、この「文藝春秋」の原稿を書き上げられるというのは、何というエネルギーでしょう。

私は思わず字数を数えてしまいました。六〇〇〇字余り、原稿用紙にして一五枚。先生は右半身麻痺《みぎはんしんまひ》になられ、左手しかお使いになれないはずです。左手でワープロを打つと書いておられますが、六〇〇〇字全部を左指で打ち込まれるご苦労はどんなだったでしょうか。それに締め切りのある原稿は、健康な人にとってもきついものですのに。

何かに憑《つ》かれたように、左手でワープロを打っておられる先生のお姿が目に浮かびます。お座りになることはできるのでしょうか。先生も書くということの不思議を強く感じられたと存じます。

私も次第に動けなくなり、たいせつにしてきたマウスの研究もやめなければならなかったときに、書くということがどれだけ私を救ってくれたかしれません。私は先生のように有名ではなかったので、書いた原稿が本として出版されるかどうかはまったくわかりませんでした。それでも、書いて書いて。書くことが生きることだったのです。

そのような経験から推しはかってみまして、先生がエッセイストとしても名をなしておられたことは、たいへんお幸せだったのではないかと存じます。お書きになることで、一つのご不幸な事件に意味をあたえられたのではないでしょうか。それはたいへんおつらいことであったでしょうが、すでに起こってしまっている以上どうしようもない。お書きになることで、その状態を受容され、その中に生きる意味を見つけていかれたのではないかと存じます。

先生も臨死体験をなさったのですね。死の国をさまよわれたときの気味の悪さといいようのない孤独感。先生にまとわりついて離れない一本の白い手。もう帰らないはずだのに帰っていらして、奥様の心配そうなまなざしに出会われたとき、どんなにかほっとなさったことでしょう。

ほんとうに先生は生き返られた。そのまま死んでしまわれても不思議ではない状態にいらしたのだと思います。そして、今、私の手紙を読んでくださっている。運命というものは不思議なものでございますね。

私は研究所を解雇された晩に神秘体験をし、誰かに救われたのです。ですから、私も、今の科学で説明できないこのような現象は、ほんとうに起こると考えております。

先生のご闘病記を読みますと、はじめはたいしたことのなさそうに見えた症状が、次々と繰り返されて、致命的な状態になると受け取れるのですが、脳梗塞というのは、そういう病気なのでしょうか。

私は先生のご闘病記の中の次のくだりが大好きです。直径一七五センチもあるかと思われる夕日が日本海に沈んで、一本の金の線となって海にかくれるところを先生が見ておいでになったときです。
「その時突然思いついたことがあった。それは、電撃のように私を襲った。なにかが私の中でぴくりと動いたようだった。(中略)
もし機能が回復するとしたら、単なる回復ではない。それは新たに獲得するものだ。

新しい声は前の私の声ではあるまい。新たに一歩が踏み出されるなら、それは失われた私の脚を借りて何ものかが歩き始めるのだ。もし万が一、私の右手が動いて何ものかを摑《つか》んだならば、それは私ではない新しい人間が摑んだはずなのだ。（中略）新しいものよ、早く目覚めてくれ。それはいまは弱々しく鈍重だが、無限の可能性を秘めて私のなかに胎動しているように思われた。私には彼が縛られ、痛め付けられた巨人のように思われた」

これは、経験のないものにはいい得ないことですし、そのように感じられる先生の感性が健在であることを物語っています。そして、その陰に、神経科学の知識が先生のご思考を支えているのです。その結果、このようなユニークな感覚が描かれたのだと思います。

先生にとってはご不幸な事件でしたが、先生のこのようなすばらしい文章が無傷で残されたことに、私は感謝せずにはいられません。そして、以前にも増して健筆をふるわれることを楽しみに致しております。

私も長い間寝たきりになったあと、起きあがって歩くのはとてもたいへんでした。はじめに、リハビリの先生をお願いしないで、勝手に動いてしまったので、すっかり腰を痛めてしまったのです。最初の一歩は二〇〇〇年一二月二日に踏み出しました。リハビリの先生の手につかまって立った私から、先生はすっと手を引いてしまわれました。そして、そこには、一人で立っている私がいました。やはり感激しましたが、涙は出ませんでした。と申しますのは、そこへちょうど四歳になる孫が入ってきて、これ以上開けないほど目を見開いて、

「ママ、たいへん！　おばあちゃんが大人のように立ったよ！」

といったのです。感激は大笑いになってしまいました。


先生は、今どこにお住まいですか？「文藝春秋」の記述にあるように、住み慣れたお宅を離れて、[*1]バリアフリーのマンションに移られたのでしょうか。

私はまだ、少し歩けますので、バリアフリーでなくても大丈夫です。けれども、よく倒れますので、首に警報器をぶら下げています。ブザーを押すと大きな音がします。先日は自宅の物置で倒れて、側《そば》にあったデッキブラシで物置の戸をたたいて助けを呼んだのですが、いくらたたいても夫は気づいてくれませんでした。それに懲りて、警報器をぶら下げることになりました。

今は春のお彼岸ですが、今年は暖かかったので、白木蓮《はくもくれん》も散ってしまいました。花の遅い豊後梅《ぶんごうめ》ももう散って、*2山茱萸《さんしゅゆ》の黄色い花の下から萼《がく》が伸びてきて、少し青味がかってきました。すみれがかわいい花を開きました。

私の部屋は、寝たきりだったときと同じです。ベッドもそのままにしてあり、私はその上に正座してパソコンを打ちます。

ベッドのまわりには、CDプレイヤーとかDVDプレイヤー、プリンターなどがぎっしりと並んでいます。二八インチのテレビは、パソコンのディスプレイと共用です。これがとても気に入っていたのですが、パソコンがウィンドウズ95で、すでに古くなってしまいましたので、現在はウィンドウズ2000XPの、ノートパソコンを愛用しております。

朝は六時半頃に起きます。着替えをして、顔を洗い、夫と二人で朝食の準備をします。私はサラダを作ります。野菜サラダだったり、フルーツサラダだったり、その日にあるもので作ります。その間に夫が自家製のヨーグルトを出し、パンを焼き、紅茶を入れてくれます。

私はパンが大好きです。近くに小さいちいさい三越があり、その地下にジョアンというパン屋さんがあり、そこのパンがとてもおいしいのです。私は毎朝、そのパンを食べるときに「幸せだなー」と思います。そのことをパン屋さんのおじさんに知らせてお礼をいいたいと思うのですが、恥ずかしくてまだいえません。

先生はまだ召し上がれないのでしょうか。それならこんな話はいけませんね。私も一時は飲み込めなくなり、中心静脈栄養[*3]に頼っていました。食べ物が喉《のど》を通るということはほんとうに幸せなことでございますね。

ご飯がすむと、あと片づけをして、歯を磨きます。それからお化粧です。寝たきりのときはもちろんお化粧なんかできませんでしたし、もうこの年齢では、と思って大きな三面鏡を二階の客室に押し込んでおいたのです。

ところが、近所の美容師さんが私の家まできてくださることになりました。髪をカットして、お化粧をする。男の方にはきっとこの喜びはおわかりにならないでしょうが、私は、美容師さんの指導でこの喜びを取り戻しました。そして、二階の三面鏡のある部屋まで、一日に何回かのぼることになりました。

お化粧をすると、着るものも気になります。私は、外では買えませんので、もっぱらカタログを見て通信販売の洋服を買います。アメリカからもフランスからもカタログを送ってくれますので、ちょっと日本離れした洋服を買えます。

お化粧がすむとお散歩に出ます。からだの方はよくなっているのですが、脚は次第に動かなくなってきています。ゆっくりでも、少しでも歩こうと思って、家のまわりを蟻《あり》が這《は》うような速さで杖《つえ》をついて歩きます。二〇分くらいでしょうか。

それでも外の風に触れることはすばらしいことです。お隣のお庭に咲いているきれいなお花も眺められます。時々、子供が小さかった頃の知り合いだった方と逢《あ》ったりして、思いがけないことも起こります。

お散歩から帰るとたいていは仕事をします。疲れたらやめますので、だいたい一時間くらいです。

以前はまず鉛筆でノートに書いて、それをパソコンにお清書していたのですが、腕が疲れやすくなって、それができなくなりました。それで、今はいきなりパソコンで書きますが、いつも手抜きをしているという気持ちがあります。やはり、文章は手で書くべきものだと思います。

宅配便が来たり、郵便が来たりとごたごたしているうちにお昼になってしまいます。お昼ご飯も夫と二人で作りますが、それぞれ好きなものを作って食べるという感じです。作るといっても、電子レンジで温めれば食べられるようなものをストックしてありますので、簡単にできます。

食べるとまた、片づけ、歯磨きです。そして、午後の仕事にかかります。午後もパソコンは一時間くらい、資料調べとかしているうちに三時半になります。週に二、三回はインタビューが入りますが、その日は午後の原稿は書きません。

これからしばらく、私が主婦の時間です。お手伝いの人が干していってくれたお洗濯物を取り込んでたたみます。お味噌汁《みそしる》の出しを取って、具の準備をします。お夕食は多摩市の関係する業者から配達してもらっていますので、とても助かっています。一人分しか取っていないので、二人で食べるには、お味噌汁とご飯を少し足さなければならないのですが、お野菜とかひじきとか、毎日のように品数多く作っていただけるので、とても助かります。

お夕食を食べて、また片づけて歯を磨いて、今度はお風呂《ふろ》です。お風呂から出ると、手紙を書いたり、昼間やり残した雑用をしているうちに一〇時になってしまいます。

一〇時の「ニュース10」は私のお気に入りの番組です。テレビはほとんど観ませんが、「ニュース10」だけは毎日観て、眠りにつきます。こんな毎日ですが、近くにある三越に時々車で連れていってもらいます。あまり歩けないので、ゆっくり歩き、疲れると椅子《いす》に座って休みます。通路が広く、椅子があちこちにおいてあるので、とても助かります。

先生はどこかへいきたいとしきりに思われるのではないでしょうか。私も、はじめの五年くらいは、旅行にいきたかったり、デパートにいきたかったりしましたが、五年を過ぎた頃から、さっぱりとあきらめることができました。

あさってから一晩泊まりで八ヶ岳《やつがたけ》に参ります。高原の音楽堂でアレクサンドル・メルニコフというロシアのピアニストの演奏会があります。この音楽堂の設計には、リヒテルも加わったのですが、メルニコフはリヒテルの弟子です。

小さな音楽堂で、ちょっと能の舞台のようです。昨年の一二月には、間近なところで野村万作《のむらまんさく》氏の至芸を観せていただきました。

公演の晩はホテルでパーティーがあって、高原ホテルに泊まります。家からホテルの前まで車でいって、そこからは車椅子に乗せてもらいます。今から楽しみにしています。

先生はどのような一日をお過ごしでいらっしゃいますか？　お家の中は車椅子をお使いですか？　どのような車椅子を使っていらっしゃるのでしょうか？

今日は風が強いです。桜はまだ満開になっていないので散らないと思います。お花見をなされそうですか？　私はきっと車の中から桜を見られると思います。八ヶ岳はまだ寒いでしょう。

では、どうぞお大切にお過ごしくださいませ。

かしこ

柳澤桂子

二〇〇二年三月二一日

多田富雄先生

私の文章で勇気が与えられるなら、もう一度本気で書いてみよう

多田富雄

お手紙ありがとうございました。

今日は私の六八回目の誕生日です。花曇りの空からは時々花びらが降ってきます。今年は花の開くのが早く、ここ湯島でも、はや散りがてになったようです。

近くに住む娘が、苺《いちご》のケーキを作ってきてくれました。偶然遊びにきたマンドリン奏者の友人がハッピーバースデーの歌を歌って祝ってくれました。私は車椅子《くるまいす》から喝采《かっさい》を送るだけですが、おのずからハッピーな気持ちになってきます。メールを開くと、ニューヨークに住む友だちをはじめ大勢の友人から、お祝いのメールが入っています。こうして生きているのがまるで夢のようで、不思議にありがたい気持ちになります。

ご心配をおかけしていますが、なんとかやっています。幸いリハビリを一生懸命や

ったおかげで、日常生活はあまり支障なく過ごすことができるまで回復しました。少しずつ執筆も可能になりました。

さて、編集者の手紙によりますと、二人で手紙をやりとりしている間に、生命のこと、死や病気のこと、そして現代の文明や社会などについて、違った立場から生命科学を学んだもの同士でお互いに意見を述べあって、一冊の本にまとめるということのようですね。柳澤さんにはまだ一度もお目にかかったことがありませんが、それに同意したのは、次のような理由があったからです。

柳澤さんは、生命科学の研究者の間では誰一人知らぬ者はない有名な方です。そのうえ伝え聞くところ美しい人であることもあいまって、なにか神話的雰囲気を持っていました。

その柳澤さんが、難病に苦しんでおられると聞いたのは『卵が私になるまで』（新潮社、一九九三年）というご著書が出版されたあとです。大好きな実験から引き離され、病床での執筆と聞いて、同じ研究者として、さぞおつらいことだろうと思いました。それなのに、その後のご活躍をみると、サイエンスライターとして見事に復帰され、すぐれたご著書を次々に発表されておられることに、感銘を受けてきました。

そのほかに、私は柳澤さんの研究されていた[*4]T／t遺伝子座の上流にある[*5]主要組織適合遺伝子座の研究をしていたこともあって、はるかに遠くからですがお仕事を眺めてきました。最近のご著書を読むと、生物学の解説を超えて、現代の科学、人間の生死や文明についての深い哲学的洞察がみられ、私は以前から一度お会いしたいと思っていました。

その柳澤さんのご病気が原因不明の難病で、痛みのために病床に釘付《くぎづ》けにされていると聞いて、ひそかに胸を痛めていたのです。にもかかわらず、復帰後のお仕事が、専門の知識を生かして生命の不思議を、平易な言葉で何冊もの著書にまとめられていることに、はるかに喝采を送ってきました。しっかりした文体と豊かな感性に裏打ちされたいわば思想の書になっているのは、苦しい病床にあって独り思索を深められた賜《たまもの》と思いました。

そういう私は、昨年の五月に[*6]脳梗塞《のうこうそく》を起こし、いまは半身不随の身となってしまいました。お便りのなかにあった「文藝春秋」の文章は、その発病時のことを書いたものです。お読みいただいて幸いでした。

それまでまったく健康で、医者にさえかかったことのない私が、一夜にして半身不随となり、声さえも失って沈黙の世界におちいってしまった。その不条理な苦しみの体験をありのまま綴《つづ》ったものです。

国際免疫学会連合会長を務めたこともあって、ここ数年毎月のように国外に出ており、その外にも予定を目白押しに入れていたのは、定期的に行ってきた検診でもなにひとつ異常は認められていなかったし、自分でも身体《からだ》だけは自信があったからです。

その時もオランダでの会議から帰って間もなくニューヨークに行き、友人の九五歳の誕生日に行われたシンポジウムに出席、とんぼ返りで東京に帰った翌々日に、病気で寝たきりの恩師、石坂照子《いしざかてるこ》先生のお見舞いに山形まで行くというすさまじいスケジュールでした。ご存知かと思いますが、石坂照子先生は、私が最初に実験の手ほどきを受けた大先輩でアレルギーの研究で有名です。不幸にして病に倒れ、今は床についたままです。

これが、脳梗塞の発作に見舞われたその前二〇日ほどの殺人的なスケジュールですが、この間に原稿の校正も仕上げるという、あとで考えると過労だったことは否めない事実です。その結果、脳血管障害を起こしたのですから、原因は私の不摂生にあるに相違ありません。

私の麻痺《まひ》は左中大脳動脈穿通枝《さちゅうだいのうどうみゃくせんつうし》の塞栓によるもので、右の半身麻痺のため、利き腕が駄目になり、右足が萎《な》え、歩行も字を書くことも不可能になったのです。幸い知能は冒されず、記憶も思考能力も以前のままでした。

その上、以前にやったらしい小さな右脳の梗塞巣《こうそくそう》とあいまって、仮性球麻痺といって言葉を発することや嚥下《えんげ》ができなくなったのです。まるで三カ月の間、口からものを摂《と》ることができず、どんなに喉《のど》が渇いても水さえ飲むことができない。いや、自分の唾液《だえき》ですら飲めずに、むせてしまうのです。当然ながら鼻からの経管栄養です。

訴えようとしても言葉にならず、叫ぼうとしても声にならない。手で表現しようにも体は動かない、という地獄のような苦しみでした。その間苦しい検査の連続です。一言も発せずに医師の意のまま送った二カ月は、生きるとは苦しみの連続であることを思い知らされました。

自殺を考えたこともしばしばでした。死ぬ用意もしました。死のうと思えば、手段は色々あるものです。でも懸命に看護している妻や娘を思えば、死ぬわけにはいかない。自分の命は自分だけのものではないことを、こんなに実感したことはありません。

生・死はひとりだけの所有物ではない。愛する者と共有し、いつも共鳴しているものであることを強く感じたのです。

柳澤さんも、原因不明の難病で二年間もベッドに釘付けにされ、痛み、苦しみは筆舌に尽くせなかったでしょう。その上、いちばん好きな研究から遠ざけられてしまった。まさに人生を中断されたも同じです。動きさえ奪われた苦しみのなかで、死を考えられたこともあったと存じます。

その不条理から思索を深められた結果が、何冊かの本として、世に送り出されたのではないでしょうか。そこでひそかに考えられたことを、教えていただきたいと存じます。

ともあれ私は命をとりとめた。しかし、それからあと、もっと大変なことが待っていたのでした。

嚥下障害です。実は三カ月の間飲まず食わずであったにもかかわらず、経管栄養で体重も減らず安閑と生きてこられたのです。ところが流動食になったら、食べられなくなってしまったのです。どろどろのお粥《かゆ》でさえもむせて苦しむ。経管栄養で口から食べなかった間に、舌の筋肉が萎縮《いしゅく》してしまったのです。そこに咽頭蓋《いんとうがい》や軟口蓋《なんこうがい》の麻痺が加わり、食物をうまく送り込むことができない。七二キロもあった体重が五四キロに減ってしまいました。

食事のあとは咳《せき》と痰《たん》による苦しみが待っています。お腹《なか》がすいてグーグーいうほどひもじいのに、痰が胸のところあたりに引っ掛かって、苦しくて食べられない。胸を切り開いてでもこの痰を取り除きたい。そう思いながら深夜までベッドで輾転反側《てんてんはんそく》したこともしばしばでした。

これは人類が直立歩行を始め、声という新しいコミュニケーションの手段を発達させるために、喉頭《こうとう》が高く上がって食道と気道の分岐が上に上がってしまったためです。つまり発声という新しい行動のために、ものを食べる危険と引き替えにしたのです。

しかしこういう進化はひどくゆっくりと起こったため、代償するための他のシステムの進化を伴い、食物を摂取することによる窒息や肺炎が起こらない仕組みになっていったのでしょう。遺伝子操作であっという間に変わったというのとはそこが違います。

その優先されていたはずの声が出ない、構音障害です。人間の身体はよくできた機械だと常々思っていましたが、脳神経のたった一部が壊れただけで、何もかも狂ってしまうことを改めて知った次第です。

そうだ。この機会に人間の身体の矛盾を徹底的に考えてみよう。日々の苦しみのうちで、かえって慰めになるだろう。そう自分を励ましていました。

現代の医学では、神経細胞は再生しないことになっています。最近、神経細胞の再生が報告されていますが、まだ医療に利用されるまでにはいたっていません。ですから、私の破壊された脳の細胞はどんなに努力しても元に戻るわけではない。脳梗塞という病気は治るわけではないのです。

よくなったようにみえるのは、生き残った神経細胞がバイパスのようにシナプスを作り、失われた機能を代償するからだと思われます。新しい神経のつながりがどう機能するのか、それもおもしろい観察対象です。私は、気が遠くなるほどゆっくりと起こる、新しい機能の獲得の過程をみてやろうと思いました。

脳梗塞のリハビリは、そういう機能の獲得のためにあるらしい。単にもともとあった機能を回復するのではない、もっと創造的な治療だと気づいて、一生懸命リハビリに精を出しました。

そうして、杖《つえ》をついてやっと一歩歩くことに成功しました。発作を起こしてから半年あまりで初めて歩いた一歩です。歩くというのがこんなに感動的なこととは知りませんでした。それは新しい体験でした。

一歩歩けば二歩、二歩歩けば三歩、というように、それから二カ月かかって五〇メートルも歩けるようになったのです。もちろん杖をついて、「ゴリウォーグのケークウォーク」[*7]よろしく、よたよた躓《つまず》きながら歩くだけです。車椅子でも大概のことはできるのですが、自分の足で歩きたい。倒れれば骨折の危険もあるのですから毎日薄氷を踏む思いです。歩くことは命懸けの行動なのです。それでも歩きたい。なぜなのでしょうか。

私はこう考えます。歩くということは、人間の人間たる所以《ゆえん》の行動だからではないでしょうか。つまり、歩くということは、移動することのほかに特別の意味を持っているのです。だから、初めて一歩歩いたとき、人間を回復したようなたとえようのない喜びを感じたのです。人類は直立歩行を始めてから、歩かないではいられない。歩くことが、こんなに感動的な行動とは知らなかった。一歩踏み出したことが生きる意味を変えてしまったのです。

柳澤さんのお孫さんが驚きの声を発したのは、そこに昨日までの柳澤さんと違った人間を見たからではないかと思います。誤解を恐れないでいえば、直立歩行ができたときの驚きでしょう。

考えてみれば、歩くことのほかに、しゃべることも、食べることも、人間の基本的な条件です。それは、不可欠の生命活動の一部です。それが、満足には歩けない、しゃべれない、ものを食うことができないのですから、私は三拍子揃《そろ》った第一級の障害者になったというわけです。初め世をはかなんで、死のうと思ったのも当然です。

しかし、言語のリハビリのおかげで、蚊の鳴くような声が出るようになり、食事もむせながらでもなんとか食べられるようになり、露命をつなぐことができるようになったのです。

歩くのは、まだ五〇メートルがやっとですが、少しずつ危なげない歩き方ができるようになりました。歩くことに自信がつくことは、生きることに自信がつくことです。だから精を出してリハビリに励んでいます。右手はいまもピクリとも動きません。

私の日常は、まだ限られたものです。住みなれた本郷《ほんごう》の自宅には、入り口に三段の石の階段があり、どうしても越えることができないので、思い切って、妻と二人で湯島天神の近くに、３ＬＤＫのアパートを借りて引っ越すことにしました。バリアフリーという触れ込みだったのですが、実際は手洗いと浴室に一〇センチばかりの段差があります。それを上がり下りするのはとてもつらく、危険なことです。でもリハビリになるからと、やせ我慢をして頑張っています。飼っていた犬も、あんまりやんちゃでとても妻ひとりでは面倒が見られないと、親戚《しんせき》に引き取ってもらいました。蔵書は少しばかりを残して郷里の図書館に寄付する用意をし、すっかり身軽になって暮らしています。

週に二回は東大病院にリハビリに通い歩行訓練をし、別にあと一日は都立大塚病院に言葉の訓練に行っています。何分にも嚥下困難はまだ続いていますから、食事に一時間半はかかります。結構忙しい。

近くに住む娘が、暇があるときは車で送ってくれますが、その他はタクシーを利用します。でも東大は近いので、お天気の日は妻が車椅子を押して連れて行ってくれます。湯島は坂が多い町ですから、車椅子を押すのは大変ですが、妻は運動不足を解消するためといってやってくれています。お陰で今年は湯島の梅も桜もしみじみと観ることができました。

　私は朝が苦手なので八時ごろ起きます。何もない日は一時間半かけて、トーストにたっぷり蜂蜜《はちみつ》とシナモンをかけたのを二枚食べます。病気の前には不規則だった生活がすっかり規則正しいものに変わりました。

　私の机の上にはワープロと最新型のパソコンが一台ずつあります。食事のあとは、パソコンに入っているメールをチェックし、そのあと、ぽつぽつとワープロに向かいます。私はワープロのほうが好きです。その理由は、ワープロにはあまり機能が多くなく、私のいうことをよく聞いてくれるからです。パソコンは私のやりたいことより、機械のやりたいことを優先するので、私に従順ではないようです。

　病院に行かない午後はたいてい来客があります。長い間大学の先生をしていたので、たくさんの教え子や弟子が訪ねてきます。専門外の友人、能楽師や音楽家もきてくれます。なかなか忙しいけれど楽しく過ごしています。私はしゃべれないけれど、それらの方々を車椅子から黙って眺めるのです。お陰で退屈しません。

　ものを書くのは昔から好きで、病気になってベッドに起き上がれないころから、どうしても書きたい衝動に駆られていました。やっとワープロを手に入れて書いたのが、

「文藝春秋」の手記のもとになりました。

ところが、あれが発表されると、たくさんの方からお手紙を頂きました。私の苦しみと闘いをみて、勇気づけられたというのが大半でした。びっくりしました。私と同じように苦しみ、悩む人が大勢いるのだと改めて知りました。

本当に私の文章で勇気が与えられるなら、覚悟を決めて私の見てきた「地獄編」でも「煉獄編《れんごくへん》」でも書いてやろう。私の文が癒《いや》しや慰めになるのなら、もう一度本気で書いてみようと思いました。

今日はこの手紙を書き始めてもう四日目です。片手でぽつりぽつり、間違えながらワープロを打って、やっと今日書き終えました。

桜はこの四日の間に、すっかり散ってしまいました。季節がめぐるのが実感されます。ベランダのチューリップが黄色い花を咲かせました。オランダから友人が買ってきてくれた球根です。

明日は久しぶりにお能を観に行きます。喜多流の友枝昭世《ともえだあきよ》師による『忠度《ただのり》』です。傷心の平家の公達《きんだち》の最後の戦いを、名手がどう演じるかいまから楽しみです。

では、またお便りをお待ちしています。

多田富雄

二〇〇二年四月四日

柳澤桂子様

車椅子に乗る時はおしゃれをして乗ります

柳澤桂子

ぐずぐずしているうちに、若葉がすっかり青葉になってしまいました。今年の春は、お天気がよかったですね。どうかすると、五月のうちから梅雨《つゆ》のように雨の降る年もありますのに。

先生はその後いかがでいらっしゃいますか？　熱心にリハビリをなさって、快方に向かっていらっしゃることと存じます。

私は歩けないのですが、車には乗せてもらえますので、この間は、八ヶ岳へゆき、この連休には、筑波《つくば》の息子の所へいって参りました。こうして出歩けるようになりましたので、寝たきりの生活のときとくらべると夢のようですが、疲れると病状が進行しますので、疲れないように、いつも気をつけております。

免疫学で有名な石坂先生がご病気だとは知りませんでした。病気は誰にでも訪れるものなのですね。先生も一夜にして、ご不自由なおからだになられて、どんなにかおつらかったかと思います。お手紙にもそのことを書いてくださいましたが、言葉では言い表せないものだろうと思います。「死ぬ用意もしました」というお言葉が、その時のお気持ちを一番よく物語っていると存じます。

その点、私は病の進行がゆっくりでしたので、自分で受《う》け容《い》れていく時間がございました。ですから死ぬほどの苦しみは致しませんでした。苦しかったのは、医師が病気と認めてくださらないことでした。

最近になって、シャイ・ドレーガー症候群*8という難病ではないかといわれ、私の半生は何だったのかと考えております。この病気では、たとえ診断がついても治す手だてはないのですが——。

先生、おつらいでしょうが知能もご記憶も、思考能力ももとのままで、ほんとうによかったですね。先生とこうしてお手紙を交換できることをほんとうにうれしく思います。

私も一時水も飲み込めず、一年二カ月、中心静脈栄養で過ごしました。けれども、薬が効いて、少しずつ食べられるようになった時、先生のような苦労はありませんでした。私の場合、唾《つば》を飲み込めたこと、しゃべれたことで舌や喉《のど》の神経を使っていたので、先生との差が出たのでしょうか。からだというのは、ほんとうに不思議なものでございますね。

二年間寝たきりでしたので、起きられるようになってからが大変でした。私はせっかちなものですから、すぐにベッドから降りて、立とうとして、ひっくり返り、腰をいやというほどぶつけました。

それで、これは専門家の指導が必要と思いまして、リハビリの先生に来ていただきました。一カ月めにやっと一歩歩いたのですが、それからも大変でした。体中の筋肉という筋肉が痛むのです。歩くということは全身を使うものだということをいやというほど思い知らされました。足で歩くのに、背中や肩の筋肉が痛むのです。

私は、猿人[*9]が二足歩行になる時、どうやって立ち上がったのかと、一生懸命考えましたが、未《いま》だにわかりません。どうしてそんなことが起こり得たのでしょうか。人の赤ちゃんは立ち上がるための筋肉をもって生まれてきますから、やがて立って歩けるようになるのはわかります。けれども這《は》っていた猿が、どのようにして立つための筋肉を発達させることができたのでしょうか。

先生はだんだんと歩けるようになっていらっしゃいますが、私はだんだん歩けなくなってきています。もう寝たきりの生活は絶対にいやだと思いますが、それしか仕方がなくなれば、その時はさらりと受け容れられるでしょうからありがたいと思っております。

立つということには、大げさにいうと人間であることの誇りがあるように思えます。強い風に向かって、しっかりと立っている時など、高揚感を覚えます。先生が「一歩踏み出したことが生きる意味を変えてしまった」とおっしゃるのがわかるような気が致します。

私は、車椅子《くるまいす》でしか出歩けませんが、恥ずかしいと思う気持ち、夫に押してもらうことのつらさは、今では、ほとんど消えました。

これはとてもおかしいことだと思うのですが、男の人が車椅子に乗って、女が押すのは、美しい行為なのです。ところが女が車椅子に乗って、夫に押させるのは醜い行為なのです。どれだけの人がそう感じるのかわかりませんが、少なくとも私はそう感じておりました。先生にはきっと、おわかりにならないでしょうね。

先生は一生懸命闘病なさって、奥様やお嬢様から優しく介護されていらっしゃる。それは美しいのです。けれども、主婦が病気になって、夫に家事をさせ、介護までしてもらうのは、恥ずべきことなのです。

これは私にとっては理屈ではありません。母は私に徹底して男尊女卑の教育を致しました。ですから私はそれから、今も抜け出せないのです。少しずつよくなってはいますが、病気になった時、この母の呪縛《じゅばく》が私をとても苦しめました。

かつて、母が私にいったことがあります。「今日、外を歩いていたら、おばあさんが車椅子に乗って、おじいさんが押していたのよ。哀れでいやだわね」

大家族で暮らしていた時には、男が車椅子を押さないですんだかもしれません。でも、今はそうはいかないのです。夫は車椅子を押すことになれてきて、恥ずかしがらずに押してくれます。息子も進んで押してくれます。ほんとうにありがたいことだと思っています。

私は車椅子に乗る時はおしゃれをして乗ります。長いスカートをはいて、ネックレスをつけ、イヤリングをつけて座ります。そうすることで、少しでも車椅子の暗いイメージを薄くしたいと思います。

この間、私は、お風呂《ふろ》でおぼれて、いやというほどお湯を飲みました。それで、今度、お風呂に手すりをつけることにしました。私には、ものにつかまるというとっさの動作ができないのです。そろそろ家の中の段差もなくして、家の中でも車椅子を使うことを考えなければならないと思っています。今はまだ、家の中は歩けていますが。

数年前に、先生が岩波の「図書」に実験用のマウスの飼育の歴史をお書きになっていましたね。とてもおもしろくて、その「図書」を取っておいたのですが、行方不明になってしまいました。残念です。

私が三菱化成生命科学研究所に勤めておりました時は、マウスのT遺伝子の研究をしていました。今、T遺伝子は動物の進化に重要な意味をもつことがわかってきて、盛んに研究されておりますが、あの当時はT遺伝子に的を絞っていた人は、世界でもたいへん少なかったと思います。

なぜか、私にはこの遺伝子は非常に重要に思えたのです。私は、もうできなくなってしまいましたが、世界の若い研究者たちが、研究を発展させてくれて、ほんとうにうれしいと思っております。

たとえ、私が健康であっても、若手の方たちにはかなわなかったでしょう。やはり、私には守るべき家族がありましたし、世界中どこへでも飛んでいくことはできなかったでしょうから。

ネズミといえば、相変わらずデパートなどを荒らしてたいへんなのだそうですね。生け捕りにしたり、毒殺するのはかわいそうなので、数を減らすために、不妊か不稔《ふねん》の遺伝子を何とか使えないものでしょうか。今の技術ならできると思うのですが、いかがでしょう。カラスやシカは遺伝学が進んでいないから無理でしょうか。

地球上で人間がすべての動物と共存していくのは難しいことです。けれども、どの動物も何かの生物を殺さなければ生きていけません。さらに私たち研究者は、他の生物を食べる以外に、動物たちを実験動物としても使わなければなりません。

実験をしている間に、私も何千匹というマウスを殺しました。殺すとき、少しでも苦しみをあたえないで一瞬に殺すように、うまく頸椎《けいつい》をはずすように心がけました。それでもほんとにいやな仕事でした。けれども、これらの動物の犠牲なしには、医学や生命科学は進みません。

私は、地球上に生物として生まれてくることは、残酷なような気がしてなりません。人間も例外ではありません。生まれたいかどうかも聞いてもらえず、生まれてしまうのです。そして、どんな状況でも生きなければなりません。内戦などの続いている国はもちろんのこと、先進国といわれる国でも生きていくことはたいへん苦しいことだと思います。

ですから、少しでも幸せなことがあれば、心から感謝して生きていかなければなりません。それが唯一、この不条理から逃れる方法だと思います。

私たちの国には、コンピューターがあり、電話があり、テレビがあり、宅配便があります。こう思うと私たちは、とても恵まれた病人だと思います。そして、毎日何かうれしいことが起こるのです。たとえば、友人から電話があるとか、宅配便で本が届くとか！　ですから私は毎日、とっても幸せなのです。

毎朝、鏡に向かってお化粧をして、「まあ、今日はなんてきれいなのでしょう」と思うことにしています。これは主観的な問題ですので、誰にも遠慮はいりません。それに、そう思っても誰にも迷惑はかけませんでしょう？

お買い物は女のもっとも好きなものの一つで、私も例外ではありません。でも、デパートへいけないので、いろいろなデパートのカタログを取り寄せて見ます。そのほかに衣服専門のカタログとか、アメリカ、イギリス、フランスからも取り寄せています。洋服を注文してから着くまでの楽しみは、きっと男の方にはわからないでしょう。
今、ベルが鳴りました。出てみましたら、ペリカン便が、「アマゾン・ドット・コムからです」と包みを手渡してくれました。開けてみると、[*10]ワルター・J・ゲーリングの『ホメオボックス・ストーリー』が出てきました。私の心がぱっと明るくなりました。新しいことを知ることは、特にいのちについて知ることは、空に舞い上がるほどうれしいことですね！

このように、私の生活は、楽しみでいっぱいです。その間に原稿まで書かせていただいているのです。書くことが好きだなどと自分では知りませんでしたが、書いてみると、これがまた楽しいのです！　言葉がどっと押し寄せてきて、キーボードを打つ手がもどかしいのです。でも漢字への変換はいやですね。

そこへいくと、英語などは気抜けがするほど簡単に打ててしまいます。これだけ文章を書く速さに差があると、文化の進み方にも差が出てきてしまうのではないかと、時々心配になったりします。でも、日本語は美しいと思いますし、日本に生まれてよかったと思っています。

先生はお能をお書きになりますから、日本語の美しさには、特によくお気づきのこと思います。お能の言葉は、また格別でございますね。

先生は「文藝春秋」に臨死体験を書いていらっしゃいましたが、こうしたことは新しいお能の創作の素材にはなりませんでしょうか。あるいは、お能とはそういったものではないのでしょうか。私にはまったく知識がありませんのでよくわかりません。

私は、以前は、本をたくさん読みましたが、この頃は読む速度が落ちたような気が致します。集中力も低下したようです。以前は、バックグラウンドミュージックをかけながら、仕事ができましたが、今は気になってできません。仕事は仕事だけ、音楽を聴く時は何もしないで音楽だけに聴き入ります。

先日、頭のMRI（核磁気共鳴装置）の像を撮りましたら、脳のあちこちに血液のいっていないところがあり、多《た》発性脳梗塞《はっせいのうこうそく》といわれました。特に驚くことはない、年相応なのだともいわれました。記憶が鈍ったりするのも、当たり前なのですね。

ただ、六〇歳を過ぎてから、強く感じるようになったことですが、世の中を長く見てきたためか、ものの流れが見えるようになりました。人を見るのにも、一生というスケールでその人を見ることができるようになりました。経験のせいか、若い人の将来も何か予測できるような気が致します。私は年を取ってよかったと思っています。けれども、ここまで来るためには、たいへんな苦労を致しました。再び若返りたいなどとは、けっして思いません。

でも、先生は、華々しい道を歩んでこられましたから、きっと、もう一度ご病気の前の先生にお戻りになりたいでしょうね。

先生がお能を観にいらっしゃるお話は、とても羨《うらや》ましかったです。私はオペラが大好きなのですが、劇場の人混みと、オペラの興奮に耐えられないので、観にいけないのです。ですから、もっぱら家で、一人でレーザーディスクやＤＶＤを観ていますが、劇場の熱気を感じられないのが寂しいです。

世の中変わりまして、レーザーディスクは過去の遺物となり、今は、ＤＶＤの時代となりました。私も、遅れまじと、過日ＤＶＤプレイヤーを買いました。

ソフトはアマゾン・ドット・コムにインターネットで申し込んで、今、到着を待っているところです。いろいろなことがどんどん進んで、いつまでついていけるのかと心配です。今に電話のかけ方もわからなくなるかもしれません。

今日は無性にバッハの『マタイ受難曲』が聴きたいので、この手紙を書き終わったら、音楽の中に浸るつもりです。
先生、どうぞ順調によくなって下さいますようにとお祈り申し上げております。いつかお目にかかれますように！

かしこ
柳澤桂子

二〇〇二年五月七日

多田富雄先生

病気を持つ者と介護する者の問題について

多田富雄

今年は天候が不順で、暑くなったと思ったら急に寒くなり、今日は今にも泣き出しそうな空から、冷たい滴が落ちてきます。湯島の界隈《かいわい》は今お祭りなのですが、これでは御神輿《みこし》も出るわけにはいきません。

私はといえば、いつもの通りリハビリに汗を流しています。リハビリは今では生活の一部になっていますが、初めは苦しくて毎日拷問にかけられているように感じられました。何のためにこんなにつらいことを続けるのでしょうか。それを考えるためには、今、私が昔の五体満足だった時をどう感じるか、ということと関係があると思います。

思い出そうとすると、楽しいことばかり思い出されます。アメリカの研究所で徹夜の実験をしたことや、イタリアの学会でそれを発表して、喝采《かっさい》で迎えられたことなどみんな懐かしい。そのころが苦しくなかったわけではありません。でも毎日が楽しく、風のように時間が過ぎ去ったと、今ではひどく懐かしく思い出されます。

いずれは私も歩けなくなる日が来ることは必定《ひつじょう》です。その時、今の毎日を本当に懐かしむことができるようにと、七〇に近い老人の私が、まるで若いスポーツ選手のようにマット運動や筋肉トレーニングに励んでいます。いやだいやだと思いながらリハビリしていたら、やがて歩けなくなった時、今という時を懐かしむことはできないからと、自分を励ましているというのが実情です。だからリハビリは、今の私にとって苦しくもつらくもありません。

では良くなっているかというと、あまり変わらないというのが正直なところです。この段階になると、目にみえた改善はないのですが、ただリハビリを続けなければすぐ歩けなくなります。声はまだ出ませんし、食べるのも苦痛のほかはありません。

ＮＨＫの「人間講座」でお見かけした柳澤さんは、お元気そうに椅子《いす》にすわっておられたので、もう自由に歩けるようになられたのだと安堵《あんど》していましたが、お手紙によると歩けるような状態ではないとのことで失礼を申しました。それでもご家族で八ヶ岳に行ったり、筑波にドライブされたりできるようになり、人間らしい生活を回復されたことをお喜び申します。

私は歩けるといってもせいぜい五〇メートルですし、四点杖《してんづえ》といって、床につくところが四つに分かれた大仰な杖でなければ歩けません。到底日常に役立つようなものではありません。

それでも杖をついて自分の足で歩けるようになった時の感激は筆舌につくせません。まだ果たせませんが、なんとか手洗いに不自由しないくらいには歩けるようにしたいものです。

シャイ・ドレーガー症候群は、発作性の低血圧や周期性《しゅうきせい》嘔吐《おうと》などの自律神経症状と消化管の障害と聞いていましたが、あなたのようなひどい症状の難病にもなるのですね。女性にとって、歩けないことがどんなに苦しい恥ずかしいことか、病院暮らしをした者には痛いほどわかります。それで今回は病気を持つ者と介護する者の問題について考えてみたいと思います。

あなたは、女性が男の人に車椅子を押してもらうことに強いためらいを感じると書いておられます。それは男にとっても同じであって、かよわい女性に車椅子で運んでもらうことは、たまらなく恥ずかしい、してはならないことのように感じられ、その罪悪感はいつになっても消えません。

ご夫君の柳澤先生に車椅子を押してもらって、近くの公園などを散歩している情景は、いかにもほほえましい温かい関係に見えますが、あなたご自身にとっては、はじめは修羅の世界だったというのもわかるように思います。ことに男尊女卑の、昔の教育を受けた者にとっては、夫が妻を介護するというのは抵抗があると思われます。しかし別な価値観もあるということも忘れてはならないと思います。

私が行っている病院でも、年老いた夫婦が幾組もみられます。よぼよぼに足腰が衰えた夫が、太った体の不自由な妻を抱きかかえるようにして、車椅子に乗せているのをみると、確かに哀れみを催します。しかし介護する夫の真剣な顔つきや、成し遂げた安堵の表情などをみると、私自身にできるかどうかはわかりませんが、そこには一つの充実した人生を感じることがあります。何も障害がなくて安穏に送った人生と、心に傷を負いながらも、思いやりに彩られた老後と、どちらが密度の高い時間かといったらわからないと思います。いちがいに悲惨とばかりはいえないと思うのです。

私の先生は有名な免疫学者の石坂公成《きみしげ》博士[*11]です。奥さんの照子夫人と一緒に、IgE[*12]という新しい免疫グロブリンを発見されて、文化勲章をはじめ数々の栄誉に輝かれた方です。いつも照子夫人とごいっしょに学会なども来ておられました。柳澤さんご夫妻と同様におしどり研究者といわれたものです。

その照子夫人が、寝たきりの難病に冒されたのです。脳神経系の進行性変性性の難病です。病気は徐々に進行し、今では意識を澄明に保つことさえ難しくなりました。悲しいことです。

ご夫君の石坂先生はどうしたでしょうか。あらゆることを擲《なげう》って介護に専念されると言われたのです。まだ研究者としてもアクティブでしたし、アメリカのカリフォルニアにあるアレルギーと免疫学の研究所の所長として活躍中で、やりかけの仕事もあったのですが、潔く引退を表明なさいました。

石坂先生は、今まで照子夫人が自分のために一生をささげてくれたのだから、今度は自分が照子夫人のために何かをする時だ。まだいろいろやることはあるが、照子夫人に尽くすことがいまの自分の第一の優先順位なのだといって、研究所長の職や、学会での名誉ある仕事など一切を振り切って、ご夫人の療養のために日本に帰ってこられました。人間の潔さとはこういうものだと思いました。

それからのちは、ご夫人の郷里の山形に引きこもって、毎日ご夫人が入院している病院に朝から通い、看病に専念しておられます。回復の見込みのない病気との不断の闘いです。それが、天のなされた理不尽なことであることは確かです。が、そこには今までなかった夫婦の間の濃厚な時間が流れています。もっとも大切な貴重な時間です。

ですから柳澤さんもご夫君に依存し、大いばりで介護を受けたほうがご夫君もうれしいのではないでしょうか。といっても、心中穏やかでないのはどうしようもないでしょうが。

私も妻に色々なことを依存しています。それはいうまでもなくつらいことです。朝起きて洋服を着せてもらうのも、不自由な身には大変なことです。まずシャツを着せてもらう。使われなかった夜のうちに筋肉が固まってしまうので、ちょっと無理をすると腕が抜けるかと思うほど痛い。私はすぐに泣き言を言い、やってもらいたいことと違うと、不満や文句を言います。ひどい悪態をつくのですが、声が出ませんから恨みを込めてうめくだけです。

着替えを終えると、次は足の装具をつけてもらいます。妻は床に這《は》いつくばって、装具を私の不自由なほうの足に装着します。まるで跪《ひざまず》くようにしてやらなければならないのです。妻のうなじに、いやでも白髪のほつれが目につきます。

それは夫である、男の私でも耐えられないほどつらいことです。退院後の毎日のことなのですが、いまだに平気でやらせることはできません。それなのに、次の瞬間にはやり方のどこが悪いとか、痛いとか、気にくわないとかと、妻につらくあたるのです。

私は言葉が不自由でしゃべることができない。つい物をたたいたり、大げさにいやみな行動をとります。妻もいつでも黙っているわけではありませんから、夫婦《ふうふ》喧嘩《げんか》になります。もちろん、体と言葉の不自由な私に勝ち目はありません。降参です。しかしこれは精神衛生上よろしくない。それで私は歌を書いて、妻に見せることにしました。たとえば、

〝あう〟としか　言い得ぬ我の　悲しさよ

不意の怒りに　妻の当惑

というようなものです。

事ほど左様《さよう》に、病者と介護する者の関係は難しい。まさに修羅の苦しみです。「ありがとう」と言葉で言えないのはつらいことです。

それではどうしたらいいのでしょうか。介護は肉親だけでは無理なのです。妻が夫を介護する場合でも夫が妻を介護する場合でも、必ず無理がくるのです。ましてや子どもに親を介護させる場合などは、子どもの一生を犠牲にすることにもなりかねません。また心理的苦しみも、双方にとって耐えがたいものです。

そこにはどうしても他人の介入が必要です。介護者が週一日だけでも、病者と離れた自分だけの時間を持つことが必要なのです。他人が介護に参加することによって、病者も他者との関係に目覚めるのです。

そうはいっても、介護保険でカバーできることには限度があります。私は第一級の障害者で、介護2に認定されています。話すことも歩くこともままならず、いっときも一人では社会生活ができないこんな障害者でも、介護ヘルパーを頼むのは週一回程度しか許されていません。

幸い親切なヘルパーさんに恵まれ、妻は心配することなく、週に丸一日、彼女自身の仕事に専念することができます。こうして休戦時間を設け、妻は介護のストレスから解放されることができるようになりました。

でもこの問題は、体の介護だけではなく、心の介護をどうするのかという深刻な問題を含みますから、これからますます重要になってくるでしょう。論議が起ることは必定です。

そんな中で障害をもつ者が、どんなにして豊かな生活を送ってゆくかという点について、柳澤さんはお手紙で語っておられます。私も不自由をおして、展覧会や劇場へ行くようにしています。お能はもちろん、バレエの公演やコンサートにも出かけます。会場係に多少の迷惑をかけることになるのですが、できるだけ積極的に出かけることにしています。それは体が不自由になっても、人間としての喜びを失わないようにするためです。引っ込んでいた方が楽なので、どうしても出不精になってしまいます。しゃべれないので妻の付き添いが必要ですが、これは妻とのいいコミュニケーションの機会になります。

私たちは人間として、「知る」という大きな喜びを共有しています。科学の「知」

というのは人類共有の財産です。科学の発達がなぜ起こったかというと、それが何かに役に立つとか、お金が儲《もう》かるというより、単に知ることが喜びだったからだと思います。なんの役に立つわけでもないのに、何かを知るための研究に一生を捧《ささ》げることを、私たちは何の不思議もなく続けてきました。お金になるからとか、人類に貢献するためにというような目的は後からついてきたものです。だいたい科学なんかお金とは縁がないものでした。

それが、このごろは科学がお金と結びついたのです。科学の研究で一攫千金も夢ではない。生物学も例外ではありません。アメリカなどでは、科学者は自分の会社を持っているのが普通で、特許をとるのに大わらわの研究者も多いのです。それが昨今の科学研究のトレンドです。

でも、もともとは違うと思います。お金が儲かるからとか、有名になりたいからとか、役に立つからというような目的指向型の研究ではなかったはずです。純粋に知りたいという思いから、科学をやってきたと思うのです。その努力が、結果としてお金になったり、名誉になったり、最終的には人類のためになったりしても、初めからそれが目的ではなかったはずです。

科学は純粋な「知」の営みです。それがいつの間にかお金の絡んだ儲け仕事になって、国家的プロジェクトなどといわれるようになったのです。それは科学者に新しいインセンティブ（動機）を与えたことも確かですが、それによって何もかもマネーオリエンテッドになってしまうことは、科学の創造性にとって致命的なことだと思いませんか。残念ながら最近の生物学、特に分子生物学のトレンドにはそんな傾向がありますす。研究費を出す国の政策も、それをあおっているようです。そこからは次の時代の科学は生まれてこないでしょう。

それに、あまりに実績主義に陥ると、次の科学を生み出す創造力は生まれません。これまで何がなされたかを評価するより、これから何をしたいかに重きを置く科学政策が必要です。このごろは生命科学者といえば、後ろを振り向いて自分の過去の成果ばかりを口にし、未来の夢を語ることが少なくなっています。

科学をやってきてどんなに楽しかったか、言葉では言いつくせません。毎日実験するだけで満ち足りていた。私たちのころは、あまり競争もなかったせいか、研究は趣味のようなものでした。ただインターナショナルな科学の世界に広く目を開いて、科学の「知」に参加する努力をしていさえすればよかったのです。

でも時代は変わったのです。みんな目の色を変えて特許をとるための競争をしています。一時期、国際的競争をしなければならないということが盛んにいわれました。それは大切なことです。しかしこれは物になるというと、あとから競争に割り込んで、成果だけを横取りしてしまう。そういうやり方が国際競争だと思っている日本の研究者を、このごろよくみかけます。競争は発見のために必要ですし、私たちだってその競争に打ち勝ってここまできたのです。でも自分のテーマは自分で決めたもので、他人とは興味の持ち方が必ず違うからそう単純な競争にはならなかったのです。最近の利己的な競争は明らかに行き過ぎだと、私のような古い科学者は思います。

その競争とも私は近ごろ無縁になりました。でも時々昔の教え子や弟子が来て、最近の研究の成果を講義してくれます。昨日もニューヨークから来た教え子が、マラリ[*13]アのワクチンの開発の現状と、その基礎となる免疫学的メカニズムについて、二時間余にわたって私のためにセミナーをしてくれました。

マラリアは人類にとって最大の感染症です。年間五億人が感染して、三〇〇万人もの人が死んでいます。マラリアの病原体である原虫が、あらゆる抗マラリア薬に抵抗力を持ってしまい、新薬開発はお手上げの状態です。それに媒介する蚊の方も殺虫剤に抵抗力を持ってしまいました。ワクチンも効くものはありません。特異的抗原が見つからないからです。エイズの現況も同じような状態です。免疫学は新しい発想で新原理を発見しなくては、このしたたかな敵に対処できません。過去の実績だけで評価する日本のやり方ではいい仕事は生まれない。

彼は実績がなければ研究費のとれない日本を捨てて、新しいブレークスルーを求めてアメリカでがんばっています。アメリカは実績主義もありますが、これからどんなことをしたいかを評価する未来志向があります。

彼の研究は、いままで免疫の対象ではなかった海綿動物の持つ糖鎖を認識する新しいタイプの細胞の機能に着目して、それを補助細胞として働かせることに成功したのです。いままでの免疫学では免疫細胞を中心にして、特異抗原を見つけるというやり方でしたが、発想を異にした免疫療法ができるかもしれません。またこの方法が、他の病気、たとえばエイズにも応用できるかもしれません。久しぶりで、学問の現場での仕事に接しました。

そんなわけで、不自由に耐えながらもなんとか人間らしく生きています。これもひとつの人生でしょう。この手紙を書き始めてもう一週間たちました。

雷が鳴っています。これから梅雨《つゆ》に入り、そして間もなく夏になります。体が利いたころは海や山に心を馳《は》せたものですが、体が不自由ではどこへも行けません。今年は静かに家にこもって、本を一冊書き上げたいと思っています。ではまた……。

多田富雄

二〇〇二年五月二六日

柳澤桂子様

文化はＤＮＡの直接的な支配からは自由です

柳澤桂子

うっとうしい空が覆い被《かぶ》さっておりますが、いかがお過ごしでいらっしゃいますか。庭には白い斑入《ふい》りの葉をもった擬宝珠《ぎぼうし》が咲いています。今年のは花茎が長く伸びすぎて、雨に打たれて地に着いていましたが、雨が止《や》んだら立ち上がりました。江戸萩《えどはぎ》が長い枝を揺らしています。秋に咲くはずの花が少しだけ咲いています。お天気が異常なのでしょうか。この萩の花は萼《がく》に近いところが赤く、上が白く、あまり見かけない花ですので、たいせつにしています。

先生のリハビリのおつらさは、とても自分のこととして、実感はできませんが、大変でいらっしゃいますね。それに毎日耐えていかれるか、あるいは放棄なさるかでしょうが、暑くなるとよけいに大変なことでしょう。どうぞおつらさの中にもささやかな喜びをお見つけになるよう願っております。

お話ができにならないということはどんなにおつらいことかと思います。私には想像もできません。私も病気のせいで、時々声を出しにくくなりますが、それだけでもいやなものです。

このところ、私は声がだんだん低くなり、おばあさんらしい声になりました。おばあさんになるにも声変わりの時期があるのかと思っていました。ところが、声が嗄《しわが》れてくるのはシャイ・ドレーガーという病気の症状の一つなのだそうです。

男の方にとっても、介護を受けることがどれほどおつらいか、先生のお手紙でよくわかりました。私はそのことに少しも気づいておりませんでした。でも、男の方が病気になられたときの方がわがままのようです。先生のお父様のことをエッセイに書いておられましたが、あのように頑固一徹、周りが振り回されるというのが男の方のご闘病かと思っておりました。

よく奥様方の嘆きを聞きます。今まで羨《うらや》ましく思っておりましたが、男の方は男の方でおつらいのですね。でも、それをあまり口になさらない！　率直にはおっしゃらないのではないでしょうか。

介護する方にも、おっしゃるように、体力的なつらさと、精神的なつらさとがございます。その状態がいつまで続くかわからないところに介護のつらさがあると思います。これが癌《がん》患者さんと重篤な神経疾患の患者さんの大きな違いだと思います。どちらがよけいにつらいかは比べようもありませんが、私の知人で、一旦《いったん》、神経内科医になられたのに、快復しない神経の病気の患者さんとつきあうのがつらくて、リハビリ医に転向なさった方がいらっしゃいます。

その先生は、神経疾患の患者さんにくらべると癌患者さんは輝いているとおっしゃるのです。

先生のエッセイで、奥様がお御脚《みあし》がお悪くていらっしゃることを読みました。それでは、なお、おつらいことでしょう。電動車椅子《くるまいす》はお使いにならないのですか。私は以前使っておりましたが、とてもよいものです。

先生は左手は自由にお使いになれるのでしょうか。もしお使いになれるのなら、車の往来が激しくなければ、お一人でお散歩に出られると思います。

私は以前外で乗っていましたが、今度は家の中でも必要になって、アメリカ製の、回転半径が四〇センチという電動車椅子を買おうと思っています。これは、量子宇宙論で有名なホーキングも使っているそうですので、それに乗ったら急に頭がよくなることを期待しております。

私の祖父母は、脳卒中で、二人とも寝たきりになっておりました。父の兄嫁が介護をしておりましたが、私は一度だけ一家で、泊まりがけでその家に参りました。戦時中のことでした。

今ほど介護用品もないなか、伯母は愚痴一つこぼさず義理の両親を介護し、その中で泊まり客までも受《う》け容《い》れてくれたのです。紙おむつ一つなかった時代ですから、介護はどんなに大変だったかと思います。

私は、まだ小学生でした。きれいに掃除された部屋で、きれいな布団で寝ていた祖父母をはっきりと思い出します。八畳の部屋だったでしょうか、二つのお布団で部屋がいっぱいになっていました。祖父母は起きあがることもできず、ただ涙を流すだけでした。そのことよりも、子供心にも伯母《おば》がどんなに大変かということを感じ、昔の女の人はほんとうに我慢強かったと時々思い出します。

その伯母は一〇〇歳近くまで生き、夫、息子、孫にも先立たれて、悲しい生涯を送り、老人病院で亡くなりました。

石坂公成先生はすべてのお仕事をなげうって、奥様の看病に徹していらっしゃるそうですが、先生が看病してくださることを受け容れられた奥様もご立派だと思います。ご夫婦で立派な研究をなさり、それまでの人生のすべてにおいて、お二人で力を合わせて、全力投球してこられたからこそ、ご病気になられたとき、ご主人の介護のお申し出をお受けになれたのだと思います。お二人の愛情の深さに、先生はもちろん、奥様にも絶対の自信がおありになったのだと思います。


先生がおっしゃるように、私どもの時代は、科学も健全でした。知を求めるのは、美を求めるのとおなじで、科学は芸術の一種だと私は思っています。

それにお金がからんできたことは、ほんとうに残念なことです。人類共通の財産としてあるべきものに特許を取って、お金を儲《もう》けることができるという社会のシステムそのものを憎みます。

先日テレビで観ましたが、アフリカではエイズの患者さんがお薬が高すぎて買えないので、治療されずに放置されていました。それは患者さんが悲惨であるばかりでなく、エイズが蔓延《まんえん》する原因にもなっているということを知りました。その後、製薬会社の寄付などで、お薬が届けられたようですが、こういうことが今まで、放置されていたことは悲しいことです。

遺伝子組換えで、農業のできない土地で生育するような種子をつくるといいますが、実際には、貧しい国の人々は種子も買えないでしょう。特許料が高いからです。人々を救うための、科学技術を使用する社会のシステムが正しく機能していないのです。

癌の遺伝子診断薬も特許が取られているので、たとえば、家族性乳癌の可能性のある女性が遺伝子診断を受けるのに、何千ドルというお金がかかります。これではかなり裕福な人でないと、癌の診断もできないということになります。

人間の欲や民族抗争を見ていますと、人間というのは、やはりチンパンジーからわかれたばかりなのだなあと思ってしまいます。最近チンパンジーでも、ただ残虐性を満足させるためだけに他のグループのサルを殺すことがわかってきました。けれども、人間には他人を思いやる能力がありますので、きっとよい方向に向かうと私は信じていましたが、あるいは、そうならずに、滅んでしまうかもしれませんね。

ここまで書いたところで、私は体調を崩し、一〇日あまりのブランクができてしまいました。その間に、八重の梔《くちなし》の花は枯れ、今、一重の方が咲いています。萩は、まだ可憐《かれん》な花を風に揺らしております。

収縮期の血圧が七〇から二四〇の幅で急激に変動しますので、お薬で調整するわけにも参りません。座位から立ち上がったときに、意識を失って倒れたり、逆に立っている状態から臥位《がい》になると狭心症のような状態になります。その上、パーキンソン病[*14]の様な症状で脚がうまく動きません。来客はすべてお断りして、静かにしているのですが、ちょっとしたことですぐ寝込んでしまいます。

ベッドの上で、ぼんやりした頭で、芸術のことを考えていました。科学技術が時代とともに進歩するのは、知識の積み上げがあるからだということはわかるのですが、音楽や絵画はどうして時代とともに変化するのでしょうか。

たとえば、西洋音楽を考えてみますと、グレゴリオ聖歌の起こりは祈りの言葉に近いので納得できます。それが、ヒルデガルト・フォン・ビンゲンのような天才を経て、バロック音楽へと変化していき、モーツァルト、ベートーヴェン、ブラームスとだんだん構造が複雑になっていきます。

さらにバルトーク、ヒンデミットとなると、私には、もうついていける自信がありません。ケージに至っては、音楽とも思えないのです。もし、私たちが人それぞれに、いろいろな音楽を好むのであれば、はじめからグレゴリオ聖歌とヒンデミットが混ざっていてもよいような気がするのです。

やはり音楽にも、何かの積み重ねがあるのでしょうか。「ネイチャー」[*15]の三月号に、音楽の理解の仕方について書いてありました。それによりますと、音楽に関する大脳皮質は三層になっているのだそうです。

耳から入った音は直接に大脳の側頭葉の第一層に届きます。けれども、音楽を聴くということは、ただ音を聞くこととはちがいます。次々届く音を音楽として聴くためには、短期記憶が必要で、次々忘れてしまったのでは音楽になりません。音の集まりが一つのメロディーとして意味をなすまで、それらの音は記憶されていなければならないのです。この記憶は、側頭葉の第二層でされているらしいのですが、どこだかまだわからないそうです。

メロディーが集まってできる曲自体も大脳皮質のどこかで記憶されているはずです

が、これについては、さらにわからないのだそうです。これが第三層であろうと考えられています。

そして、もっと不思議な、音楽に対する情緒的な反応は、脳全体に分布するもっと大きな構造であつかわれていると考えられているのだそうです。

このようにして探ってみても、これらの人間の脳の構造が、音楽と呼べるものができてから二〇〇〇年足らずの間に進化したとは考えられないのではないでしょうか。

絵画の発展についても音楽とおなじようなことが考えられると思うのです。とすると、音楽や絵画における変化は、社会、文化の変化の結果としてとらえるべきなのでしょうか。文化というのは、脳の働きの結果として作られるものですが、かぎりなくＤＮＡの支配から自由になりえます。[*16]それは、人間の空想という能力によるものでしょうか。

ＤＮＡは、たくさんの可能性の中から、一つの可能性を選ぶように情報をあたえています。すくなくとも、文化はＤＮＡの直接的な支配からは自由です。それにしても、なぜ、絵画や音楽が複雑な方向に進展していくのでしょうか。進化というほどでなくても、脳の中に何らかの情緒の面で進歩があるのでしょうか。ただ、技術や楽器の進歩でこのようになるとは考えられません。

さらにポピュラー・ミュージックのことを考えると、私の頭は嵐《あらし》のあとの蜘蛛《くも》の巣のようになってしまいます。

こんなくだらないことを考えながら、先日、「NHKスペシャル」で、ロシアの大統領のプーチンの物語を観ました。使える手段は何でも使う。倫理も道徳もない。「これが政治というものか」と驚きました。一国の利益のためではなく、自分の利益のために、どのような手段も辞さないという人々は、やはり政治家には向かないのではないでしょうか。プーチンは、大統領の座を射止めるために正当とはいえない手段を使いましたが、彼がどの程度の人かは、これから先を見ないとわからないと思いました。

それに比べて、我が国の政治は未熟の一語につきると思いました。日本が島国であってよかったと思います。私は日本が好きですし、日本人も大好きです。日本の政治がロシアやアメリカのようになってほしいとは少しも思いませんが、もう少し国家レベルでの政略や展望をもって政治的に成熟してほしいものだと思います。

この夏は私にとっては、思った以上につらいものになりそうです。最初に暑くなった日からひどいパンチを受けました。シャイ・ドレーガー症候群という病気は、激しい血圧の変動と、自律神経と運動神経に障害が出てくるのが特徴なのだそうです。今の私の状態は、この病気の兆候をほとんどすべて備えていますが、ほんとうにそうかどうかはもう少し様子を見なければわかりません。もしほんとうにこの病気なら、一〇年以内に死ぬことになるでしょう。

ここまで書いたところで、また、心臓の発作を起こして寝込んでしまいました。手紙のことが気がかりでしたが、どうにもなりませんでした。お返事がすっかり遅れてしまって申しわけございません。

というわけで、できるだけ早く先生にバトンタッチしておく方が良さそうです。涼しくなれば、また元気が出てくると存じます。

お暑い中を、先生をお乗せして車椅子を押されるのは、奥様もお嬢様も大変でいらっしゃいますね。先生もおつらいことと存じます。何とかこの夏を乗りきりたいと存じます。

どうぞお大切にお過ごし下さいませ。

かしこ

柳澤桂子

二〇〇二年七月一五日

多田富雄先生

人類はＤＮＡとも違う何ものかに導かれて文化を創り出している

多田富雄

焼け付くような日差しで、草も木もぐったりとしています。編集者からのお便りでは、柳澤さんが体調を崩されたと聞いて、心配しています。ゆっくり休んだ方がいいのでしょうが、こんな野暮な仕事を引き受けてしまったので、ご無理をなさったのではないでしょうか。私のほうはお手紙を頂くのが楽しみですが、決してご無理はなさらないでください。

こういう私もこの間転倒して、すっかり自信をなくしてしまいました。幸い打ち身だけで骨には異常がなかったので、その後もリハビリを続けています。でも声が出ないので、事故になったら助けを呼べないと、いつも不安におびえています。このときは妻がいたので何とかなりましたが、一人では起き上がれないのが恐怖です。

いつも私の体のことをお心にかけていただいて有難うございます。元気でリハビリに通っています。炎天下に車椅子《くるまいす》を押して、東大病院まで一五分かけて連れて行ってくれる妻にはこの暑さは気の毒でなりませんが、途中の桜の木の下で、湿った風が、桜の葉の香りを濃厚に含んで吹いてくるときなど、夏の日の想いに癒《いや》されることもあります。

私も妻も暑いのには強く、大汗をかいて扇風機の風に吹かれるのは喜びなのです。柳澤さんは夏に弱いのですね。私は夏に比べたら冬の寒さが身にこたえます。冬が来るのが怖いからもあって、私は夏の終わりが淋《さび》しくてたまりません。今からそんな思いで、夏の暑さを楽しんでいます。

リハビリは、ある意味で私の生きがいのひとつになっています。汗を流して、杖《つえ》にすがりながら五〇メートルほど歩く。この時ばかりは少しでも格好よく歩きたいと思って努力しています。スポーツをしたことのない私には確かにきついのですが、私はそれで生きているという感覚を確かめているように思います。だからあまりつらくない。

それに比べたら発音の訓練の方が何倍もつらい。発音というのは全身運動です。まだどんなに力を入れて発音しても、蚊のなくような声ですし、タ行やサ行はそれとは聞き取れない段階です。私の担当の言語療法士は構音障害治療のエキスパートで、実に熱心に指導してくれます。週二回、毎回四〇分程度ですが、終わったあとはくたくたに疲れています。これも大変といいながら、人間復権の第一歩と思ってエンジョイしながらやっています。

シャイ・ドレーガー症候群では、声まで嗄《しわが》れてしまうとのこと、ＮＨＫの番組ではいいお声で明晰《めいせき》なお話をされていたので、さぞおつらいことと拝察します。でもおつらい中でも、いいお仕事を発表していらっしゃることですから、今度も克服されると信じています。

病気のつらさを比較することはできませんが、今度私が病気になったとき、恩師の石坂先生がこういって励ましてくれたのを覚えています。石坂夫人は神経系の変性性の病気でこのところ応答もままならない状態です。だから私が半身不随になって落ち込んでいるときでも、「君はまだいいよなあ、文章も書けるし、これから少しでもよくなる可能性があるのだから……」と慰められました。本当にそう思えば、私などいいほうです。神経の病気は進行しますから。神経内科医をあきらめて、リハビリ医になったというお友達の話も分かる気がします。

ついこの間、私の同年代の優れた小児科の教授で、親しくしていた友人が急逝したのにも驚かされました。またこの四月には、私のまたいとこが膵臓癌《すいぞうがん》で若い命を落としました。そんなことを考えれば、少しでも知的活動ができる今を生き抜くほかはないのです。明日はどうなるとも知れぬ露の命に過ぎませんが……。

介護用の車椅子について教えていただきましたが、今は自走式のごく普通の車椅子を主に使っています。室内では小回りのきく六輪の車椅子を使っています。電動の車椅子を使わない理由は、私の行動半径がまだ短いことと、電動車椅子を買うと、怠け者の私が歩かなくなってしまうだろうと、妻が猛反対したからです。でも実際にはとても不便で、行動は制限されています。そして現実には歩けない。ホーキング博士も使っているんだからと、ご機嫌のいいときを見計らって、彼女に提案してみましょう。回転半径が四〇センチとは驚きです。彼女のご機嫌がいいときに、お伺いを立ててみましょう。

石坂先生と奥さんの照子さんとの愛情は、長い研究生活の中ではぐくまれて来たものので、その軌跡を近著『結婚と学問は両立する』（黙出版、二〇〇二年）に見ることができます。これは研究者として生涯を送った夫妻の、結婚前からの温かい手紙のやりとりが中心です。仕事が佳境に入ってから、苦しいときも楽しいときも励ましあい慰めあった、まれに見る研究者夫妻の記録です。そのお二人が、今厳しい介護生活を送っています。それは共同研究も介護も、同じ愛情に支えられていたことを教えてくれます。

私も介護される側になり、介護の難しさは身にしみています。毎日のことですから、妻も大変だということは分かりますが、言葉が使えずわがままな私は、ついいらだってけんかになります。勝負は、去年までは私の勝ちだったのが、形勢逆転、降参するほかはありません。それでも派手にけんかをします。入院していたときは看護婦さんの間で「またラブラブよ」と語り草になっていました。

妻は、大腿骨《だいたいこつ》の関節症で、右股関節《みぎこかんせつ》の人工骨頭の手術を二度しています。足の悪い体で車椅子を押して東大までリハビリに通うのは、大変ですが、どこまで続くか、やってみるといっています。近くに嫁いだ娘も手伝ってくれます。しかし病気にならなかったら、妻や子供たちとこんなに親密な時間は過ごせなかったと、病気に感謝する余裕も出てきました。私は貧乏暇なしで、いつも国際学会の仕事などで、世界各国を飛び歩いていたのですから。

その国際学会のついでに、アフリカやインド、タイなどに行って、エイズの惨状を目の当たりにしました。特にアフリカはすごい。ジンバブエなど、高校生の一六パーセントがウイルス保持者ということでした。国の将来をになう若者の六人に一人がエイズで死ななければならない。その原因は、あまりに急速な都市化と、貧富の差の拡大です。グローバリゼイションなどと、いかにもいいことのように言うけれど、富める国と貧しい国ではグローバル化は対等には論じられないのです。必ず犠牲者が弱者の側に出る。

科学や技術は進歩するけれども、人間は進歩などしないと、小林秀雄は言っています。確かに、人間は常におろかなことを繰り返し、有史以来進歩したという形跡は在りません。ギリシャの古典を読めばよく分かります。人間は進歩するものではないとしても、人間の作った文明には進歩があるといいます。せめてそこに希望を持つことが救いになるのではないでしょうか。

でも古代エジプトと今とどちらが進歩しているかなどと聞かれると、首をかしげてしまいます。便利にはなりましたが、生きているという感覚は希薄になっているのではないでしょうか。

それでもはっきり言えるものが、ごくわずかにあります。たとえば「人権」という概念が確立したことなどです。でも「人権」を大切にするはずの現代人が、エジプトにもなかったような大量殺戮《さつりく》を繰り返している。人間が進歩しないのは、文明という獲得形質が遺伝しないせいなのかもしれません。

科学と同じように、音楽にも積み重ねというものがあるだろうかというのは、難しい質問ですね。芸術は単なる積み重ねとは違って、新しい次元の開拓、創造がなければならないでしょう。質的に違うものへのジャンプがなければならないという点では、科学と同じなのではないかと思います。

私は音楽には詳しくありませんが、確かにグレゴリオ聖歌に比べて、バッハの『平均律』ピアノ曲は精緻《せいち》に構築されていますし、ベートーヴェンやブラームスはより複雑な構造で人間の心を表現しています。複雑になるといっても、ＤＮＡのように冗長になったわけではありません。もっと多次元になったのです。例えばワーグナーは、今のオーケストラの音響のほとんど限界に近づいています。同時に、いくつもの発明もあって、和声法やオーケストラの編成など、パラダイムを変えるような手法が導入されました。音楽はより豊かな財産となったのです。しかしそういう積み重ねだけではなく質的な飛躍、つまりパラダイムの変化が常になされています。だからベートーヴェンとモーツァルトではどちらが進歩しているかというのは、ナンセンスでしょう。そうしたパラダイムの転換を可能にしたもののひとつが、技法の積み重ねだったと思います。

近代音楽は、さらに一二音階や不協和音の多用など、新しい発明で彩られています。ヒンデミットやベルクなど、古典音楽になじんだ耳には不協和音としか聞こえない音の氾濫《はんらん》があります。私などは、ヒンデミットなどを続けて聴いたあとなど、ヘンデルの整合した宇宙に逃げ込みたくなります。量子力学の講義で頭がこんぐらがったあとなど、ニュートン力学の明晰性を懐かしむのと同じ気持ちです。

私は日本の楽器、能の大倉流の小鼓を習っていました。かなり一生懸命やったので、普通の曲なら一通りは打てるのですが、こちらは江戸時代以降ほとんど変わっていません。一気に完成し、その後は変化なしという不思議な音楽です。でも、そこから歌《か》舞伎《ぶき》の下座音楽《げざおんがく》のリズムが生まれ、多くの三味線音楽の源流ともなったのだから、ある意味での蓄積があったといえるのでしょう。演劇としての能も、歌舞伎や文楽の基礎になっています。

いずれにしろ何物かが前もってあって、その上にでなければ次のものが生じないとすれば、技法の積み重ねは必須《ひっす》だったのではないでしょうか。西洋音楽でも、バッハがなければハイドンやベートーヴェンは生まれなかったと思います。

「ネイチャー」の音楽に関する論文は見ておりませんが、脳の多層性というのは、芸術一般に対して言えることなのではないでしょうか。音という情報の処理だけでも、まず第一層で音の刺激を感受する。次の第二層では、音の集まり、つまりメロディーを感じ取るためには、記憶を必要とする。さらにその曲全体の記憶（それが音楽を享受することになるのですが）は、お説のとおり別物ということになるのでしょう。

記憶のメカニズムは、視覚についてはよく研究されています。東大の宮下保司《みやしたやすし》教授は、日本猿で図形を記憶させて、それを想起させる実験をしています。視覚情報は、海馬《かいば》からの刺激が大脳の側頭葉に記憶ニューロンとして固定されますが、それを想起する場合、うーんとうなって思い出すには、前頭葉から側頭葉に向かう信号が必要ですが、ぱっと思い浮かぶ場合は側頭葉から逆方向に信号が出るのだそうです。思い出すといっても、まるで違うやり方なのだそうです。それだけ記憶には複雑な情報の処理機構があるということです。

言葉の認識、たとえば詩を鑑賞するのも、同じことが言えるでしょう。言葉を音として認識するのが第一層で、側頭葉の聴覚野《ちょうかくや》の仕事です。それを、ウェルニッケの言語野で処理するのが第二層になります。しかしそれだけでは音声の意味（つまりシーニュと言語学者のいう）の認識だけで、詩を鑑賞したことにはなりません。

脳機能で一番難しいのはその後です。第三層がどこにあるか。あるいはどこにもないのか。まったく不思議な脳の統合機能です。それも単なる認識ではなく、音楽や美術、さらに詩の鑑賞ということになると、もうお手上げです。抒情詩《じょじょうし》の読み方など、第三層以上の働きです。

たとえば「赤いりんごがある」というとき、「赤い」というのを感知する大脳皮質の部位と、まあるい果実であることを認識する部位は分かっても、それらを「赤いりんご」というイメージに統合するところは分からないと、脳生理学者から聞いたことがあります。

おそらく、もっといろいろなところが共同して活動し、「赤いりんご」というイメージが成立するのではないかと思います。あるいは「赤いりんご」という統合されたものはなくて、ばらばらに「赤い」とか、「丸い」とか、「果実」などの認識しかしていない可能性もあります。それをひとつのものであるかのように誤解しているだけかもしれません。

それほど脳の研究は進んでいるわけではないとしたら、音楽の鑑賞とか、芸術の喜びを、脳の機能として解明するのはまだ先のことでしょう。

いい音楽を聴くと、脳からアルファー波が出るという事実は、どんな意味があるのでしょうか。それが脳にとって心地よい刺激によるのであろうことは分かりますが、眠くなっても出る。音楽を聴いて感動したり、精神が高められたりするのと、どう関係するのでしょうか。アルファー波で芸術の感動が計れるならば、電気的に脳を刺激してもアルファー波を発生させることができるはずですが、それでコンサートに行った経験と等価になるはずはありません。利根川進《とねがわすすむ》さんは、いずれは芸術の感動の仕組みまで脳の研究で分かるだろうと、胸を張って言っていましたが……。

文化が脳の発達の結果生まれたのは確かです。でも文化の多様性や質までが、ＤＮ

Aで決められているように分子生物学者が主張するのはどうでしょうか。『利己的な遺伝子』（紀伊國屋書店、二〇〇六年）を書いたドーキンス[*17]は、遺伝子のほかに「ミーム（模伝子）」というものを想定しましたね。彼も遺伝子DNAから自由になった、文化の独自性に注目したのです。ミームが伝えられることによって、文化現象の伝承性を説明しようとしたのです。

「ミーム」はもともと模倣《もほう》する因子という意味です。プラトンも、あらゆる芸術表現の基本は「ミメーシス」であるといっています。こちらも模倣、写生という意味です。自然や美しいものを写生する、心の奥底を映し出す、これが芸術の表現です。遺伝子からは独立して伝えられる性質。それが文化です。模倣したり写生したりする技法が文化の一部だったら、積み重ねや、蓄積があると考えられます。

文化には模倣のほかに、大切な属性があります。それは「創造する」という性質です。DNAにも「複製」のほかに、多様性を創出していくという、いわば「創造性」がありますが、それで文化の発展を説明することができるでしょうか。遺伝子の多様性はランダムですが文化は自由意志によって創《つく》り出される。どうやら私たち人類は、DNAとも違うもうひとつの何ものかに導かれて、文化を創り出していると思われます。それが何かは分からない。ミームに相当する、人間になってから生まれた創造と模倣の能力です。獲得形質の遺伝に似たやり方で文化を伝承しているのです。

もっと分からないのは、確かに政治家です。お手紙にあったプーチンの番組は見ていませんが、そんなことがいえるのは、マキャベリ的な職業政治家でしょう。天晴《あっぱ》れというほかありません。専門家としては信頼されるでしょう。

それに比べれば、日本の政治家は素人のように見えるでしょう。外交などは、お土産《みやげ》を持って訪問するような感覚に見えてしょうがありません。もっと国益を考えて、はっきりした主張を持つ必要があるでしょう。国家レベルでの意思決定は、生物個体と同じように、国民の一人一人、つまり細胞の安全という原則に拘束されてはいますが、もっと上位での生存戦略や、国策に関する方針を持たなければならないと思います。

私は体が不自由になっても、できる限り積極的に社会と接点をもって生きてゆこうと思っています。この間はＮＨＫ交響楽団の、ベートーヴェンの演奏会に行きました。

第一と第三交響曲です。N響の役員に知っている方がおられて、ご好意で特別の席を取ってくださったのです。そのすぐ後で、インド大使館のご招待で、設立後間もないインド国立オーケストラの演奏会にも行きました。こちらもベートーヴェンの第三でした。聴き比べると、N響が整然と控えめに弦楽器のハーモニーを響かせたのに比べ、インド交響楽団のほうは混成でしたが、テンポも速くダイナミックな演奏でした。どちらかといえば、インドの方が技術は劣っているが、音楽としては主張がはっきりしているように思います。あるいは国民性の違いが現れたのでしょうか。日本のほうがアンサンブルとしては優れ、インドは自己主張が現れたためダイナミックだったのです。

こんなことをしながら、この夏が過ぎるのを待っています。もうサルビアもラベンダーも盛りを過ぎました。真夏はもう終わりです。

この夏は、柳澤さんにとってはことのほか耐え難い夏だったと思います。シャイ・ドレーガー症候群が、地球温暖化を思わせる不快な気候によって、どんな症状をもたらすかはお察しするだけですが、弱気を起こさず乗り越えてください。

秋になればまたお仕事ができるのですから、急がずゆったりと、命の続く限り書くことをお続けください。私も炎天下で、ギリシャ神話のシジフォス[*18]のように、汗を流してただ歩くだけの果てのない訓練をしています。お返事は急ぎません。早く体調の回復することを念じます。もうすぐ秋ですから……。

多田富雄

二〇〇二年八月五日
湯島の寓居《ぐうきょ》にて

柳澤桂子様

「赤い」と「りんご」は、脳の中で「赤いりんご」になる

柳澤桂子

お手紙ありがとうございました。

今年は特別に暑いようですが、それでも立秋を過ぎた日からアブラゼミが減って、ミンミンゼミとヒグラシが鳴きはじめました。運のよい年にはカナカナゼミの声も聴けます。夕立のあるところでは、たくさん雨が降っているようですが、ここではもう何日も雨が降っていません。柳澤が朝夕庭の植木に水をやっております。

回を重ねるごとに、先生のお手紙が明るくなっていることにお気づきでしょうか。今回のお手紙で、先生は完全に立ち直られたと強く感じました。すごいことですね。奥様とお嬢様のお力も大きいのでしょう。

私はこの二カ月近くを狭心症の発作に悩まされました。四〜五年前から歯から喉《のど》、

食道にかけて、からだの片側だけに強い痛みが時々あったのですが、何のことだかわかりませんでした。今思うとこれが狭心症の発作だったようです。

それが突然七月のはじめにひどくなり、最初は背中が焼けるような痛みで、心臓は何ともないので、ボルタレンで痛みを止めました。それから一〇日後くらいに、今度は明け方に急に心臓が押されるように苦しくなりました。背中も痛くなりました。

このときは、心臓の苦しみと背中の痛みが三日も続いて、うんうんいいながら寝ていました。往診の先生がニトログリセリンを下さったのがそれから一カ月くらいあとでしたので、その間、ほとんど毎日のように心臓の苦しさと痛みに苦しめられて寝ておりました。ニトログリセリンが効いて、狭心症と診断された時はうれしくて、これで問題が解決したとうきうき致しました。

ところが相手はそう簡単ではなかったのです。時とともに痛みも強くなり、みぞおちのところにも痛みが出はじめました。これが吐き気を伴って、とても苦しいのです。早速ニトログリセリンの舌下錠《ぜっかじょう》を使ってみましたら、何とこれはすぐ効きますが、二〇〜三〇分で効かなくなってしまって、また痛みがもどってくるのです。

短い発作の方にはよいでしょうが、私のように一度発作が起こると三日も続くものには何の役にも立ちません。それですっかりしょげていたのですが、主治医にもう一度相談しましたら、スプレー式のニトログリセリンを下さったのです。

それでも、そんなものでは止まると思えませんでしたので、また、痛みとの闘いがはじまるのかと覚悟をきめていました。

ところが、今朝《けさ》、顔を洗っただけでみぞおちの痛みがはじまりだしましたから、その最初の兆候をつかめたのです。そこで素早くスプレーを一吹きしましたが、まだ完全とは思えなくて、もう一吹きしておきました。

そうしたらどうでしょう。冠動脈《かんどうみやく》攣縮《れんしゆく》の発作が抑えられたのです。その後も時々兆候があらわれますので、すかさず一吹きすることで、今のところうまくいっています。さもなければ、今日はまた、痛い痛いといって寝ていなければならないところ、こうやって手紙を書けるとは何とすばらしいことでしょうか。私は狭心症を克服しつつあります。

ニトログリセリンの小さいスプレーは、絹にレースをあしらったカリフォルニア製の小さなポシェットに入れていつも肩から掛けています。かわいいお供ができました。

病気を楽しむというと誤解されそうですが、病気の中には障害物競走のようなおもしろみがあると思われませんか？　私はいつも病気を楽しんできたので三〇年以上もこのような状態に耐えられたのだとひそかに思っております。

先生がお手紙に書いてくださった、イメージの記憶については、ご存じかもしれませんが、アントニオ・ダマジオ夫妻のおもしろい仕事がございます。

頭の両側側頭葉の前部から中部にかけて傷害を受けた患者では、名詞であらわされるものの概念記憶が完全に失われてしまいました。ところが、動詞や形容詞、前置詞などであらわされる概念記憶は正常であったといいます。

たとえば、マリリン・モンローの写真を見せると、映画女優であることから、ケネディ大統領との噂《うわさ》、最後に自殺したこと、そして、その自殺は疑わしく、警察によって殺されたのかもしれないことなど、モンローに関する概念はくわしく述べることができますが、彼女の名前を思い出すことができないのです。

このようなたくさんの症例をもとに、ダマジオ夫妻は、脳の中で単語の蓄えられている部分、概念の蓄えられている部分、そして、それらをつなぐ神経回路が存在することを推測しています。概念と単語を結びつける神経回路は、後頭葉から側頭葉にかけての部分に広がっていると考えられています。

この考えでいくと、「赤い」という単語と「りんご」という単語は、脳の別々の場所に蓄えられていて、それを結びつける神経回路があるということになります。

ともあれ、脳は文化を生み出しました。そして、文化はＤＮＡからかぎりなく自由です。けれども完全に自由ではないと私は思っています。

ドーキンスもミームについて述べているところで、「『ミームはまったくもって遺伝子に依存しているが、遺伝子はミームとはまったく独立に存在しかつ変化しうる』というのはもちろんその通りである」といって、このジョン・タイラー・ボナーの言葉を認めています。

文化はＤＮＡから完全に自由にはなり得ないと私も思います。それは人間が関与しているかぎり、ヒト・ゲノムの枠を超えることはできないと思うのですが、いかがでしょうか。

先生は文学少年、文学青年でいらしたんですね。ほんとうにうらやましく思います。私はまったく文学の素養がなかったのに、書くことしかできなくなってしまったので、とても困っています。やはり若い頃にたくさん読んでおくことがたいせつですのに、私はそれをしなかったので、なかなかよい文章が書けません。

先生の御一族には詩人がたくさんいらっしゃるのですね。私はまったく知らないで短歌をはじめたのですが、あとで聞いたら伯父《おじ》が結社をつくって短歌を熱心にやっており、伯母も独自に短歌をしていたことがわかりました。書くことに関しては、私の大叔父《おおおじ》は宗教哲学者で、生涯に八〇冊の本を残したそうです。

先生の御一族は大叔父様の影響ですか？　詩を好む遺伝子、短歌を好む遺伝子というのがあるのかもしれませんね。一つの遺伝子とは思えませんが――。

詩といえば、イタリアのシルヴァーノ・アリエティという人が書いているのですが、聾唖者《ろうあしゃ》のつくった詩には詩のリズムがあるし、韻を踏んでいることさえあるということです。私はこれを読んで、なぜかとても感動し、脳というものの奥深さを思いました。

ハーバード大学の進化学者レウォンティンが一九九五年に「生物の環境というのは、その生物が解決しなければならない問題として発見するものではなく、その問題をつくることにその生物自身が関わっている。環境のないところに生物はなく、生物のないところに環境はないのである」と書いていて、この言葉がとても印象深かったのです。

考えてみれば当たり前のことなのですが、ダーウィンは、はっきりと環境と生物をわけて考えていました。生物と環境、あるいは生物と生物の相互作用で環境がつくられるという考えではありませんでした。

今週の「ネイチャー」を見ていましたら、「生態‐発生学」というのが出ていて、驚きました。先生もご存知のように、発生学も進化学も、進化‐発生学という視点から研究することによって、おたがいに進展しました。今度は生態‐発生学だというのです。

発生の情報というのは、生態系と遺伝子の相互作用の結果として生まれるのだというのです。このような視点に立つことによって、種や亜種のレベルで進化を説明できるとのことです。

おもしろい例が出ています。ハワイのイカ（*Euprymna*《エウプリムナ》 *scolopes*《スコロペス》）では、発光バクテリアである*Vibrio*《ヴイブリオ》 *fischeri*《フィスケリ》がイカの胚《はい》の正常な器官の発生を誘導するのだそうです。その結果、イカのからだの下部が光るようになります。イカのからだの下部が光ると、天敵の生物が下から見たときに、イカのからだが暗くて見えないので、襲われずにすむのだそうです。

細菌がイカの未成熟な個体に感染すると、その胚は四日間のあいだに細菌によって誘導された遺伝子の働きで細胞死と細胞浮腫《さいぼうふしゅ》を起こします。これによって、イカの中に発光器官がつくられます。

けれども、この細菌の感染を受けないイカの胚ではこのようなことは起こりません。イカの胚は、細菌にとってよい住処《すみか》なのですが、そのことを隠すために、イカの胚は他の細菌には感染しないようになっています。

ハワイ大学のマクフォル・ナガイは発光しない *V. fischeri* の突然変異体を二種類つくりました。この突然変異した細菌は両方ともイカの中に発光器官を誘導することができませんでした。発光器官をつくるというイカの正常な発生が細菌によって支配されているのです。

このような研究は、生物は先天的にどれくらい融通がきくものなのか、可塑性《かそせい》を支配する遺伝子は何なのかという問いに答えてくれます。さらにこのような研究が進めば、かたや生態学と進化学の輪が、かたや遺伝学、細胞生物学、発生学の輪が閉じられるだろうといわれています。

哺乳類《ほにゅうるい》の発生にも可塑性というのがあり得るのでしょうか？　ＩｇＧ（免疫グロブリン）の産生の場合は可塑性とはいわないのでしょうか？


先生のエッセイの中に、「そのうちにどうしても自分でも打ってみたくなって、当時千葉県に疎開しておられた小鼓の名手、故大倉七左衛門《おおくらしちざえもん》師の門をたたいた。玄関に立った学生服の私を、頭のてっぺんから爪先《つまさき》まで眺めて、先生は、『まあいいでしょう。来週から稽古《けいこ》に来なさい』と入門を許して下さった」というくだりがあります。この文章に、私はものすごく励まされたのです。私の心の古傷を癒《いや》してくれました。いつか先生にお礼を申し上げたいと思っていたのです。

私は小さい頃からピアノの音が好きで、ピアノの音がすると、そのお宅の塀の際にしゃがみ込んでいつまでも聴いていました。当時、ピアノは高価でしたので、そう簡単には買ってもらえず、私は紙に印刷された鍵盤《けんばん》を使ってピアノのお稽古をしていました。

結婚して子供が生まれ、二歳になった頃、私の両親は、やっとピアノを買ってくれました。私はうれしくて、もう一度ピアノを習いたいと思っていました。

子供を連れてお散歩をする道に、ピアノの先生らしいお宅があり、学生さんが出入りして、とてもきれいなピアノが聴こえてくるのです。私は、どうしてもその先生にピアノを習いたいと思いました。

そして、多田先生とおなじように、一人で、いいえ子供を連れて、そのお宅のベルを押したのです。初老の男性が出てこられ、私が来意を告げると、快く引き受けてくださいました。

次の週に私は子供を連れていって、うしろでレゴで遊ばせておいて、ピアノに向かいました。ベートーヴェンのソナタを弾いたのです。先生は皮肉な笑みを浮かべて、「あなた、それでもピアノを習ったの？」といわれました。

私は、「子供の時に習ったまま、長くピアノに触れておりませんでした」と弁解しました。そして、三度目に伺った時、先生は満足げな顔をして「あるレベルまでいっています。あるレベルまでいっています」と二回おっしゃいました。

何とその先生は、桐朋《とうほう》音楽大学の作曲科の先生だったのです。私はその後、ふたたびアメリカにいかなくてはならなくなり、レッスンを続けられなかったのですが、そのときの私の強引さ、図々しさが恥ずかしくて、そのことを思い出すたびに心がうずいていました。

でも先生もおなじようなことをなさったことを知って、とても救われた思いがしたのです。先生はレッスンを続けられて、すべてのお能の曲をマスターされましたが、私はだめでした。

先生は鼓を打てなくなられて、お寂しいでしょう。私も手が疲れてピアノは弾けません。今、六歳の孫がとても興味を持っておりますので、少し手ほどきしてやりたいと思いますが、疲れてできません。こういう我慢をしていくのも、老いにとっては大切なことでございますね。

この年になりますと、私が知らないで死んでいくことの何と多いかということを思い、とても残念に思います。一つの図書館にある本の何分の一を私は読み終えているでしょうか。読まない本もたくさんあり、学ばないことも、知らないことも——。何と多くのものを知らずに残して私は死んでいくのでしょう。

そのような無念なものの一つがお能です。これだけは何とかして知りたいと思います。お能のＤＶＤは出ているかと思ってインターネットで調べましたが、洋楽のようには出ていないのですね。まだビデオテープが主流で、値段もとても高いのです。

先日テレビで、歌舞伎《かぶき》の『俊寛《しゅんかん》』をやっておりました。俊寛を演じたのは中村吉《なかむらきち》右衛門《えもん》でしたが、私は大変感動致しました。至高の芸とはこのような芸ではないかとさえ思いました。こういうすぐれた芸術を、手軽にＤＶＤで売り出していただければ、私たちも手軽に楽しむことができるのに、お能のＤＶＤが出ていないことは残念です。

私の狭心症は、はじめに思ったほど簡単にコントロールできるものではなく、この手紙を書くのもずいぶん日数がかかってしまいました。病院へ行かなくてはならないのですが、何事も時間がかかります。じっと待たなければなりません。

私は病むとは待つことだと思いましたが、待つというのは我慢することなのですね。つまり病むとは我慢すること、その連続です。死ぬまで我慢すること——といってしまうとちょっと寂しいですが、その中にまた、喜びも楽しみも見つけることができます。

病むことにかぎらず、生きることが我慢することの連続だと私などは感じますが、先生のような華やかな生涯を送られた方はどのように感じられるのでしょうか。

昨日、夕立があったので、今日は涼しく、この夏、初めてクーラー無しで過ごしております。自然の風は何と心地よいのでしょう。萩《はぎ》がたくさん花をつけています。先生も奥様もどうぞご無理をなさいませんように、お過ごし下さいませ。

かしこ

柳澤桂子

二〇〇二年八月一七日

多田富雄先生

大切なのはロジック、明晰な観察能力、それに感動を表現する努力

多田富雄

お返事有難うございました。

お加減が悪いと聞き、遠くから心配していましたが、いつものように透明な美しい文体のお便りを拝見してやっと安心しました。でも狭心症もお持ちとか、さぞご不安な日常だろうと拝察しております。

私はこの間三八・五度に発熱して、すわ肺炎かと身がまえましたが、車椅子《くるまいす》で長く座ったままの姿勢でいたための膀胱炎《ぼうこうえん》でした。激しい排尿痛があり、そのつらいことは筆舌に尽くせません。麻痺《まひ》した腕や足が、排尿のたびに痙攣《けいれん》して引きつってしまう。少量出たと思えば、また二分もしないうちに尿意を催す。

私も病気の苦しさのことを考えたことがあります。何が一番苦しいのかと、よく人

に聞かれますが、特有な苦しみがあるわけではないのです。あるのは不断の苦しみです。私は半身不随の上に、嚥下障害《えんげしょうがい》や構音障害があって、何をやっても一人では満足にできない。寝たまま咳《せき》をするのも、立って排尿するのも、起きて歯磨きするのも、常住坐臥《じょうじゅうざが》みんな苦しい。苦しみの連続です。あまりに日常的なので、いまさら苦しいなどと取り立てて言うことではなくなってしまいました。そんなことを言ってもしょうがない。あきらめて病気の言いなりになっています。

病気のささやかな楽しみは、それと闘って、わずかでも打ち勝ったときに味わうレリーフ（慰め）です。障害物競走にたとえられたのは、柳澤さんらしい。私は「もぐらたたき」というゲームのようだと思っていました。いくらたたいてもきりがない。失敗してはせせら笑われるだけです。

実際、膀胱炎が治まったら、今度は麻痺した足の水虫が悪化して二次感染を起こし、蜂窩織炎《ほうかしきえん》になって発熱し、今は痛くてたまりません。あれをたたけばこれ、これのあとは次というように、いくらやってもきりがない。しかしゲームにたとえられるようになったのは、確かに進歩といわなければなりません。

湯島のこのあたりでも虫の声が聞こえる季節になりました。「今夜は夕顔が咲きますよ」と、ベランダで妻の声がします。まだ暑いですが、これから本格的な秋に入るでしょう。

私は夏の終わりが子供のころから嫌いだった。風の音が変わって、浜では土用波が立ち、海の家のよしずがばたばたと翻るのを見ると、淋《さび》しくて泣き出しそうになった少年の日を思い出します。私が、夏が好きだからというばかりではありません。夏の猛々《たけだけ》しさが消え、秋の優しさが戻るのが淋しいのです。

私の手紙が明るくなったとのご指摘ですが、そうかもしれません。これだけ努力すれば、できることとできないことがはっきりします。そうなると気持ちの整理が付いて、不安で毎日を過ごすだけという愚かさに気づいただけです。一茶の俳句に、「露の世は　露の世ながら　さりながら」というのがありますが、今はそんな心境です。

柳澤さんのお手紙は、今回はちょっと沈んだような響きがありますが、きっとご病気の一つのハードルが少し高くなって、乗り越えるのに苦労をしておられるのではないかと心配しています。私も経験があるのですが、病気のしたたかさにすっかり気落ちして、死ぬことばかり考えていたこともあります。でもいつかは晴れる日がある。

そう思うほかありません。その日を待ちましょう。忍耐強く、希望を持って障害物競走を続けてください。

さて脳の話ですが、私は入院中、失語症の患者をたくさん見ました。ある老婦人はおなべのふたを指して、なべの付属品だと認識しているのに、「なべのふた」という名前は出てこないらしい。その逆の症例もあるようです。「なべのふた」は分かっても、何に使うのか分からない。概念中枢と言語中枢の乖離《かいり》です。言語の訓練の待ち時間に、そういう高次機能障害の方を見かけては、脳の構造の複雑さに改めて驚いたわけです。お話によると、その間を結ぶ回路が本当にわかっているのですね。私はしゃべれないけど、失語症ではなかったことに感謝しなければなりません。少なくとも言葉を使って、こうしてものを書くことができるのですから。

脳が文化を作り出していることは、最終的には正しいのでしょうが、それだけではありません。脳がこんなにすべてを支配してしまったのは、最近のことのように思われて仕方がありません。脳が全面的に作り出した文化は、近代社会の文化だけなのではないでしょうか。多少、体というものの拡大解釈に聞こえるかもしれませんが、体が作り出した、あるいは体が脳に働きかけて作り出した文化があると、私は思います。生命活動として、必然的に体が作り出した文化現象です。たとえば、人肉嗜食《じんにくししょく》をタブーとする文化は、脳が作り出したというより、その前に体が忌避したことが原因だと考えられます。もっと広げれば、親を敬うとか、近親相姦《きんしんそうかん》を忌み嫌うとか、地域社会の集団を中心とする文化などはそうです。文化の身体的側面です。そこには、脳と体の一体化がみられる。文化の中に含まれる体の役割という側面は、見逃せません。

養老孟司《ようろうたけし》さんは、脳のイメージによって作り出され、脳に振り回されている社会を、「脳化社会」と言っています。まさに近代文化の社会です。それを一刀のもとに切って捨てた言葉ですが、脳も身体《からだ》の一部であることを再確認することのほうが本意なのでしょう。また脳が、文化をどこまで専制的に支配しているとみるかによって、違った見解になります。

柳澤さんは、科学者としてはまれに見る文才を持っていますが、その遺伝子はどこから来たのでしょう。明晰《めいせき》にものを考えること、美しいものを求める心、真理に対する憧憬《しょうけい》、好奇心などは、もともとは科学者にこそ求められる資質ではないか。それが、そのまま文章に現れているのではないでしょうか。その点では、科学と文学は同じ遺伝子が働いているといってもいいようです。多少違うのは、文学では事実でないことに対する想像の世界があって、非現実な世界、フィクションが許されることくらいです。これとても体で感じるという文化の産物にほかなりません。逆にあまりに脳に依存して分析的だとくどくなります。直感で分かることが大切にされる。

私の文章も、詩人の遺伝子などが働いているというよりも、科学を天職としていた者の、本能的に丁寧に物を観察するということが現れたに過ぎないと思います。私の家系に詩人がいたこととは、特に関係はないと思います。

ではなぜ科学者の多くが、文章を書くことが下手《へた》かというと、あなたが持っているような科学者の資質のどれかを欠いているからでしょう。あるいは、発見したものを人に分からせる努力を惜しんでいるからでしょう。他の領域に興味を持つ感性が欠如しているからかもしれません。私は学生に論文の書き方を何度となく教えましたが、なかなかうまくならない。これは英語でも日本語でも同じです。事実を客観的にロジカルに記載するだけでなく、自分が感動を持って発見したことを、同じ感動で人に伝えることを心がけなければならない。そうでなくて、どうしていい仕事だと認められるでしょう。

利根川進さんが、初めて遺伝子再構成の発見をコールドスプリングハーバー・シンポジウムで発表したときの論文を思い出します。明晰さ、ロジック、正確さ、きちんとした構成。科学論文はこうあるべきと感心したことがあります。ホームランを打ったバッターのように、感動が行間にあふれていました。

また私の先生の石坂先生も、一〇〇パーセントの科学者ですが、文章は実に明晰で、美しい。名文といっても良い。私は石坂先生の英語の論文を暗記するほど読んで、科学論文の書き方を学んだものです。しまいには、自分の論文まで石坂先生と同じ口調になってしまった。

ですから文章を書くというのは、文系、理系を問わないことのようです。大切なのはロジック、明晰な観察能力、それに発見の感動を表現する努力です。その努力をしない人が近頃増えているような気がします。もっとも故大野乾《おおのすすむ》先生のように、エドワード・ギボンの『ローマ帝国衰亡史』の原書をお手本にして、英語の論文を書くという人にはかないませんが。

そんなわけで、文章は理系の人でも明晰に美しく書けるはずなのです。それが書けないというのは、さっき言ったことのどこかが欠けているからです。近頃は遺伝子についての論文が目立ちますが、クローニング（単離）して、シークエンス（配列を決める）して、パブリッシュ（刊行）すればよい、という風潮があると思います。私の友人は、その頭文字を取ってCSP症候群と呼んでいます。

そういう論文だったら、記号だけが重要なので文章など練らなくてよい。でも生物学は違うのではないかと思います。もし生物学的に重要な発見につながるのならば、たとえシークエンスの仕事であっても、その感動を伝えるのに努力するはずです。

私は文学少年でしたが、同時に科学少年でもありました。おたまじゃくしが面白くて、手に持って学校に行ってしかられたこともあるのですから、生き物はもともと好きだったようです。医学部に行っても、基礎医学、特に免疫学に興味を持ったのはそういうわけです。免疫学は、当時はまだ夢に満ちた学問でしたから。

お手紙にあった聾唖《ろうあ》者《しゃ》が美しい言葉の詩を書いたという話は感動的ですね。私はそれと似た話を聞いたことがあります。だいぶ前のことですが、南イタリアの都市、レッジョ・ディ・カラブリアの美術館にあるギリシャのブロンズ像が、ローマで初めて公開されたことがあります。『リアーチェの戦士』というギリシャの大傑作です。普段はレッジョに行かなければ見られぬものですが、一日だけ盲人に公開した日があります。私の友人で高名な免疫学者が、ちょうどその日にローマでその展覧会場にいました。盲人は手でブロンズ像に触れて撫《な》で回していたそうですが、その表情には、誰が見てもわかるほどの歓びのセンセーションが走っていたのだそうです。彼はそれを見て、とても感動したといっていました。私も聞いただけでありありとその様子が分かって、どうしてかひどく感激したことを思い出しました。私たちが視覚で感じるのと同じ感動を、盲人は触覚で感じ取る。考えれば、これも脳の不思議な作用です。

環境については、私はこう考えます。環境問題は、生命活動にとって外部の問題ではなく明らかに内部の問題になりつつあります。[*19]「内分泌攪乱物質《ないぶんぴつかくらんぶっしつ》」を「環境ホルモン」と翻訳したのは、奇妙な日本の造語です。しかし、今まで外部のものとして、生命活動とは別の次元のものと考えてきた環境を、そんな境目のない、生命内部の問題として捉《とら》えなければならないことを示した重要な造語になりました。生命という閉じて完結した世界が、突然境目のない世界として、開かれてしまったのです。

生物学者が、内部環境と外部環境とを区別して考えていたのを覆す用語だったのです。外部が内部に入り込み、内部と不可分の問題として環境が捉えられなければならないことを示しました。そんな問題が生じる前から、生物は環境のないところに生きているものでないこと、そして環境は生物が参加して作られるものであることは、分かっていたはずなのですが、「環境ホルモン」という奇妙な日本語の造語が、生命内部の問題としての環境問題をはっきりと突きつけたのです。

　それが、生態と発生という形で問題になっているということですね。イカの発光器官の発生についての実験は面白いですね。外部に存在する細菌が、内部の遺伝子を呼びさまして発生の決定をする。これまでは到底考えられぬことです。

　生物学の考え方では、細菌の感染が発生の決定因子を誘導して、発生のプログラムに影響を与える可能性は否定できないでしょう。たとえば、細菌感染によってTGF[*20]-β《ベータ》（形質転換増殖因子）のような炎症性メディエーター（化学伝達物質）が作られ、それが器官の発生を誘導することも考えられます。私は今、「ネイチャー」のような雑誌は読むことができませんが、その可能性はないのでしょうか。

　近頃の発生学の仕事は、重要な問題提起をしています。TGF-βは、はじめは免疫や炎症のメディエーターとして同定されたのですが、同じファミリーに属するアクチビンがオルガナイザーとして働くということが分かって、一躍、発生学の寵児《ちょうじ》になったことはご承知のとおりです。形態の非対称性や前後軸を決めているのもTGF-β様のシグナルですね。FGF（繊維芽細胞増殖因子）もそうです。単に栄養因子と考えられたものが、四肢の発生にまで関与しているのですから。

こんなことを誰が予測したでしょうか。炎症は炎症、免疫は免疫の分子が動かしていると考えてきたのです。生物がこんなに同じような分子を、安易に他の目的のために流用していたとは思いもかけないことです。

炎症の抑制や、細胞の増殖に関与していた分子が、発生のキーとして使われている。柳澤さんが生態学と進化学、遺伝学、細胞生物学、発生学の輪が閉じられるかといわれましたが、発生学は炎症や免疫まで取り込んで、閉じられるどころかますますその輪は大きくなり、開放的になっていくような気がします。こうしてこれらの領域がボーダーレスになって、生物学の本来の姿に吸収されるのだと思います。

生物が、可塑性《かそせい》を持つ融通のきくものだったという理解は、生物学の新しい理念、パラダイムになるのかもしれません。さらに免疫のIgG産生のように、遺伝子のランダムな再構成によって無限の多様性を作り出し、その選択によって個体の個別性を作り出すという戦略まで編み出したのですから、生物ってすごいと思います。

私は鼓の稽古《けいこ》と同じように、蛮勇をふるって何でもやってきました。今思うと、鳥肌が立つほど恥ずかしい。でもそのおかげでいつも新しい世界にチャレンジできました。研究生活だけではできない新しい友達もできました。体が不調になってからも、いろいろな領域の友達が遊びに来てくれるので、少しも淋しくない。研究仲間も大勢いますが、文学の仲間や、趣味のお能の関係で知り合った友達も頼りになります。慰められます。

お互いに病気と闘いながら、こうしてお便りを交わすことができるのは、一つの喜びです。病むことは待つ、そして我慢すること、その点は柳澤さんの言うとおりです。その連続の中で生きるのが患者です。患者をペイシェント（辛抱する人）とはよく言ったものです。病院ではいつも患者が待たされています。待つことが定めのように。『マタイ受難曲』の「パッション」も同じ語源です。英語のコンパッション（同情、慈悲）は、もともと受難を共にするという意味です。病むことを日常としながら、自ら生命をたつことはできない。愛するものがこの世にいるからです。ささやかな知的喜びも待っています。むしろ苦しみを突き詰めることで、生の実感がよみがえってくるように思います。

障害物競走のハードルはだんだん高くなります。でも負けられない。華やかな過去なんか、もう懐かしむだけで精一杯なのです。「もぐらたたき」にたとえれば、休んでいる間にもぐらが次々に顔を出します。神話のシジフォスのように、永遠にたたき続けるのが運命なのです。あきらめたら負けです。

きっと、今頃はすっかり元気になって、最新号の「ネイチャー」などを読んで、また私に教えて下さる準備をされていることでしょう。

風が立ちました。もう秋の初めです。「いざ生きめやも」と昔の詩人は詠《うた》いました。声はでませんが精一杯の声援を送ります。

多田富雄

二〇〇二年九月四日

柳澤桂子様

クローンの怖さ

柳澤桂子

明日は旧暦の八月一五日、中秋の名月が見られそうです。すすきが若い穂を出し始めました。久しぶりに杖《つえ》にすがってお庭に出てみましたら、紫式部《むらさきしきぶ》が青い実をつけていました。この間まではっとして耳を澄ましていた虫の声も、もう当たり前になりました。地球は確実に回っています。

お手紙ありがとうございました。先生は海辺でお育ちになったのですね。うらやましいです。けれども、夏の終わりの海はたしかにやりきれないほど寂しいでしょう。私も母の実家が直江津《なおえつ》に近かったので、八月終わりの海を体験したことがございます。土用波の立つ、誰もいない砂浜で一人で波の音を聞くのは、恐ろしいほど寂しいものでございますね。

街の秋はそれほど寂しくはありません。私も秋は寂しいとは思いますが、その寂しさが好きです。でも、なぜ人間は秋を寂しいと感じるのでしょうか。犬や猫も寂しいと感じているでしょうか。

先生のお手紙を拝読しておりますと、とても障害のある方のものとは思えません。今回も一層力強く書いておられます。でも実際はどんなにたいへんでいらっしゃるか、想像もできないほどでございます。

先日＊21大庭《おおば》みな子さんの「闘病記」を読みました。先生とおなじようなご病気ですが、お話もおできになるし、左半身麻痺《ひだりはんしんまひ》なので、その点はずっと楽だと思いますが、思考に軽い障害がおありになったのでたいへんだったと思います。そのような状態でも原稿を口述筆記してもらわれたり、対談にもお出《で》になっているのには驚きました。

先生はおからだの方はたいへんでいらっしゃいますが、頭脳ますます明晰《めいせき》という感じで、私はたじたじとなってしまいます。

差し出がましいことを申し上げますが、先生は、お下着はもちろん介護用のものをご使用でいらっしゃいますでしょうね。「スカット・クリーン」という排尿器はお試しになりましたでしょうか。あれはお立ちになる必要がないので、お役に立つのではないかと想像しております。

私の方は狭心症に加えて、抗鬱剤《こううつざい》で止まっていた季肋部痛《きろくぶつう》が戻って参りまして、混乱しております。

パキシルという新しいセロトニン再取り込み阻害剤（ＳＳＲＩ）は腹痛には効くのですが、このお薬の副作用として、狭心症を起こすということがあり、これも服用できなくなってしまいました。

今もパキシルを少しのんでおりますが、それもやめなければなりません。それで、狭心症が治るという保証はないのですが、よくなることを祈りながらパキシルを減量しております。

狭心症の発作も、心臓の苦しさとして出てくればわかりやすいのですが、心窩部《しんかぶ》などが痛くなりますと、季肋部痛との区別が難しく、なぜ痛いのかわからなくなってしまいます。先日も激しい腹痛で夜中に救急車で救急病院に連れていかれましたが、心《しん》筋梗塞《きんこうそく》ではなくてほっと致しました。

そんなことでお先真っ暗になってしまいましたが、何か、救いの手が伸べられるだろうと楽観的に考えております。

先生はこの前のお手紙に「人肉嗜食《じんにくししょく》をタブーとする文化は、脳が作り出したというより、その前に体が忌避したことが原因だと考えられます」と書いていらっしゃいますが、私はフロイトやユングのいう無意識、特にユングのいう集合的無意識と関係があるのではないかと思っております。何かをきっかけにして、行動なり感情が想起されるものを記憶ということはできないでしょうか。そうだとすると、集合的無意識とはいったい何なのでしょうか。それは脳に蓄えられているのではないでしょうか。

本能記憶などの、学習と関係の無い記憶も脳に蓄えられているような気がいたしますが、いかがでしょうか。チンパンジーを使って、脳に蓄えられているという前提で実験がおこなわれています。それが無意識的な記憶とおなじ機構で再現されるとは思えませんが、いずれ脳の科学が解明してくれるのではないかと思っております。

先生ははっきりと、文章は論理的で明晰で感動を伝える熱意があればよいとおっしゃっていますが、私はどう見ても先生はその上に特別な何かを遺伝的にもっていらっしゃると思います。言語に対する感性とでもいいましょうか。それは御家系に詩人がたくさんいらっしゃることと無関係ではないと私は思いますが、先生はそうは思われないのですね。

私は子供の頃からの読書量が足りなかったと思っています。環境が悪かったのです。ただ一つよい環境に置かれたのは、アメリカの大学院のときです。

毎日のように論文をたくさん読んでくる宿題が出るのですが、今のようにコピー機もない時代でしたから、片端から論文をノートに書き写しました。パーカーの万年筆を使っていましたが、インクがすぐなくなってしまうので、いつもインク瓶を持ち歩いておりました。ペンだこは右手の中指ばかりでなく人差し指にもできました。

いくつの論文を写したかわかりませんが、おそらく一〇〇〇に近い論文を書き写したと思います。もし、それが、今私が日本語で文章を書くことに役立っているとしたら、英語で勉強したことが日本語を書く上で役立っているというおもしろい結果になるのですが、いかがでしょうか。先生は文章をお書きになるときに一語一語考えてお書きになりますか。何度も書き直しをなさいますか。私はそうではないと感じております。頭の中からわくわくとわいて出てきた文章ではないでしょうか。

文章を書かれる方の中には、ほんとうに一語ずつ組み立てる方もいらっしゃるのですね。最近出ました「文藝春秋別冊」の「美しい日本語」という本を読んで知りました。

私はどちらかというと、わーっと書いてしまう方で、直すことも好きではありません。あまり私が速く書いてしまうので、柳澤が気にして、検閲します。そして、何日もかけて読んで、「てにをは」などを直してくれます。私は夫婦円満のためにもいわれたとおりに直します。

先生は左手で打たれて、四日で一五枚書かれるというのはとてもお速いと思います。私は両手で打ちますからやはり二日ぐらいです。

けれども、要は内容でございますね。書くことがあれば、いくらでも速く書けるし、内容で行き詰まると時間がかかってしまいます。

私は生殖細胞が全能性をもっていることがとても不思議で、そのような論文が目につくと読んでみるのですが、最近、ちょっとおもしろいものを読みました。

センチュウやショウジョウバエでは生殖細胞になる細胞というのは、発生の早い時期から決定されているのですが、マウスでは、かなりあとになってから、周囲の細胞との関係で決まります。受精後五日目くらいでしょうか。

マウスでの細胞の相互作用は、胚《はい》がまだ三つの層からなっているときにはじまります。一番内側の細胞が胚そのものになり、外側の層は支持組織になります。

胚そのものになる胚盤胞上層《はいばんほう》は、初期にはコップのようなかたちをしております。やがて、この中で細胞の移動が起こり始めるのですが、中胚葉《ちゅうはいよう》と呼ばれる細胞層が、胚盤胞上層から落ちこぼれてきます。この落ちこぼれた中胚葉細胞がのちに、筋肉や骨になる細胞群です。

初期の生殖細胞、正確にいえば始原生殖細胞はこの時期に四〇から五〇の細胞群として区別することができます。始原生殖細胞のアルカリホスファターゼ[*22]の活性が高いので、染色して顕微鏡で見ると、始原生殖細胞を見分けることができるのです。

この細胞群は、胚の中胚葉と胚体外中胚葉の間のくぼみに入っています。この四〇から五〇の細胞に始原生殖細胞になる次のシグナルが送られると、さらにその細胞の一部が始原生殖細胞になる運命を担い、残りの細胞は、胚体外中胚葉になります。骨形成タンパク質[*23]（ＢＭＰ４とＢＭＰ８）が最初の始原生殖細胞になる運命をあたえる因子であることがわかっています。始原生殖細胞になる運命をきめる二番目の因子は、*fragilis*《フラギリス》遺伝子の産物であることがわかりました。*fragilis* が働くと、最終的には *stella*《ステラ》遺伝子が働いて、これがホメオボックス遺伝子の働きを止めるので、生殖細胞では、細胞の分化が進まず、全能性を持ったままでとどまるのです。

先生はもうお気づきのことと思いますが、*fragilis* 遺伝子のつくるタンパク質はインターフェロンを誘導するタンパク質なのですね。インターフェロンと生殖細胞とどのような関係にあるのでしょうか。

骨形成タンパク質も一例ですが、細胞というものは、おなじタンパク質をいろいろな場面で使っておりますね。非常に経済的にできております。インターフェロンとはどのようなタンパク質と考えればよろしいのでしょうか。

最近はヒトクローンの話は少し下火になりましたが、この問題について科学者が知らん顔をしていたことが私にはとても気味悪く思えます。

もっとも、ワトソンもクリックもドーキンスもヒトクローン賛成だということですので、アメリカの研究者は私には信頼できない気が致しますが、思慮深い学者はたくさんいるはずです。

とにかく、まだ動物でもうまくいかないことを人間でおこなうという、その一事だけでもはっきりと反対する理由になると思います。科学者が黙っていて、もし万一クローンベビーが生まれてしまったら、その子にどうやって償いをすればよいのでしょう。

私たちはまだ、なぜ有性生殖があるのかというほんとうの理由を知りません。けれどもほとんどの高等生物に有性生殖があるということは、それが生物の存続に重要な意味を持つからだと思います。

私は、有性生殖の過程でおこなわれる染色体レベルでの多様な組み合わせが生まれること、また組換えによって、染色体どうしが組換わって、多様な染色体を生み出すということに深い意味があると思っています。その多様な染色体の組み合わせの中から環境に適した生殖細胞が選び出されているのだと思います。

体細胞分裂では、厳密なチェック機構があることがすでにわかっています。増殖に適当でない細胞は、チェックして排除されます。減数分裂においては、これにも勝るチェック機構があると考えるのは当然のことだと思えるのです。

その減数分裂を通過せずにつくるのがクローンベビーです。動物実験ですでに明らかなように、妊娠も正常に進みません。胎児が大きくなりすぎることがウシでたくさん報告されています。生まれた子供もうまく育ちません。騒ぎをもたらした、クローンヒツジのドリーは、若いのに年老いてからかかる病気である関節炎を発症しました。

親や医師のエゴで生まれた子供はどうなるのでしょう。なぜ、世界の研究者たちは黙っているのでしょう。あまりにばかばかしすぎて、取り合えないというのでしょうか。

私自身は、このような意見をニューヨーク・タイムズなどに投書したりする勇気はないのですが、なぜこの人体実験を止《や》めさせられないのだろうと不思議でなりません。

最近のアメリカのやり方は、エゴイスティックであまりにもひどいと思います。ブッシュ大統領の考え方、行動は世界中から批判されていますが、アメリカ人としてそれに反対していた言語学者のチョムスキーが孤立しているそうです。アメリカ国内の知識階級は何をしているのでしょうか。良識的なマスコミは、もはや存在しないのでしょうか。少なくとも昔の私の知人のアメリカ人たちはブッシュ大統領の考え方に反対しているだろうと思います。

自国が核兵器をたくさん持っていて、他の国が持つことに文句をつけるというのはどういう考え方なのでしょうか。強いアメリカ、世界の一国支配という考えに多数のアメリカ人が喜ぶのはわかります。けれども、そうではない人たちも昔は健在だったと思うのですが——。

このところ人間というものに少々嫌気がさして参りました。日常的に接するのはいい人ばかりなのですが、政治家とか企業人となると、信頼が置けなくなります。民族抗争もどうしてなくならないのでしょうか。まだ進化の過程だから仕方がないとあきらめなければならないのでしょうか。

北朝鮮の拉致《らち》事件は、何ともあと味の悪い悲惨な事件でございます。ご家族のことを思いますと、胸が痛みますが、かといって、この隣国と国交無しにいくということは大変危険なような気が致します。ただ、この国をどこまで信用してよいのか。日朝首脳会談は実現しましたが、この先何が起こるかわからないという気持ちはぬぐい切れません。

私は外へ出られませんが、インターネットとカタログショッピングを楽しんでおります。本では紀伊國屋《きのくにや》がひいきですが、キーワードで引くと、すでに手に入らなくなったものまで、すべての本が提示されます。それをクリックして、「ショッピングカートに入れる」をクリックして、「会計に持っていく」をクリックすればよいのです。

このところ、環境問題の本を検索しては、毎日のように買っています。環境問題は私が思っていたよりもたいへんなことになっています。このテーマを選んでよかったと思っております。他の環境問題の本とは一味違った私にしか書けない本を書こうと張り切っております。

インターネットで買うもう一つの楽しみは、DVDです。やっとソフトが販売されはじめたところで、レーザーディスクの発売当時より安いのです。

レーザーディスクは、レコード盤ぐらい大きいし重いので、今の私にとっては、それを出してきてかけることはかなり負担になります。そこへいくとDVDはCDとおなじ大きさですので、とてもかけやすいのです。こんな小さな盤によくこれだけの情報が入っていると思って、感心してしまいます。

レーザーディスクは六〇枚ほどたまってしまいましたが、その中から特に気に入ったものは、DVDで買い直しています。しばらくオペラを観なかったのですが、久しぶりに観ると、また楽しさを思い出しました。夜の一〜二時間はオペラに浸って過ごしております。

今回は腹痛に悩まされながら書きましたので、文章のどこかにそれが影を落としていなければいいがと願っております。

先生も陶然として書くという状態からは遠くていらっしゃるのではないかと思いますが、今、先生に残されているお力がいかに希有《けう》のものであるか、あらためて思い感謝しております。

おつらい毎日、たいへんでいらっしゃいましょうが、どうぞお大切にお過ごし下さいませ。

かしこ

柳澤桂子

二〇〇二年九月二〇日

多田富雄先生

ゲノムは人権そのもの、クローン反対は生命科学者の責任

多田富雄

一〇月に入ってから、時間は加速度を増して秋が一日一日深まってゆきます。日の落ちるのもあっという間です。

この間のお便りでは、私の体のことをご心配くださって、こまごまとお教えをいただき有難うございました。でも私は、つらくても出来る限りは普通の生活をしたいと思っています。機械に頼ったり、介助用の衣服を使ったりすると、ますます障害者の生活にどっぷり漬《つ》かってしまいます。それに早晩、もっと不自由になる日は必ず来るのです。その日のために、便利なものは取っておきましょう。おかげさまで健康は回復しました。

昨日は好天だったので、タクシーで小林秀雄展の内覧会に連れて行ってもらいまし

た。渋谷の松濤《しょうとう》美術館です。若い頃私淑した小林の肉声を聞いたような気がして、感動いたしました。彼が愛した美術品や、最後の日まで眺め続けた壁掛けの菩薩像《ぼさつぞう》までを網羅した展示で、心に残りました。

お便りをと思いながらも遅くなったのは、締めきりを過ぎた原稿が二本あって、とうとう今日になってしまいました。その上、とんでもない事件が身辺で起こったのです。実は隣家が火事になったのです。

九月も末のことです。夜中の三時頃、「火事です。火事です。安全を確かめて避難してください」という自動警報音が鳴り響きました。飛び起きようと思っても、麻痺《まひ》した体では出来ません。ドアまで見にいった妻が、息せき切って「隣が火事だから早く装具をつけて。廊下は煙でいっぱいよ」といいます。間もなくドアをドンドンたたいて、「すみません。119番してください」と切羽詰まった男の声がしました。

妻が119番して、足に装具をはめている間にも、入り口からはプラスチックの燃えたような煙が入ってきました。非常階段はもう煙でいっぱいです。妻はタオルを何枚も濡《ぬ》らしてきて私に持たせ、車椅子《くるまいす》に乗せ、真っ暗なベランダに逃げました。隣の窓からはもうもうと煙が噴き出しています。

もうそのころには、暗い町のあちこちで消防車のサイレンの音が湧《わ》き上がり、このマンションに向かって近づいてくる気配です。真っ赤な炎がめらめらと窓枠を舐《な》め、黒い煙が壁を伝って這《は》い登っていました。

そのとき、屈強な消防士がどやどやと駆け上がってきました。妻が「歩けないんです」と私を指すと、一人が「それならおんぶして逃げましょう。つかまってください」と背中をさしだしました。半身不随の私は、つかまることさえままならないのですが、やっとのことで分厚い消防服の背中にしがみついて階段を駆け下りました。力尽きそうになった頃、駐車していた一台のワゴン車に降ろされました。負われた私のほうが息も絶え絶えでした。

ワゴン車は消火の指揮をする車でした。一人の消防士が、メモを取りながら指令を出していました。中には、「神田消防隊、午前三時四〇分、半身不随の老人一名、避難の介助をしました」というのがありました。「それは避難介助ですか。救出ではないのですか」などと応答している。私のことを言っているようです。こうあからさまに自分のことを報告されると、なんだか気恥ずかしい感じです。

間もなく火勢はおさまりましたが、鎮火を確認するのは難しいらしい。とうとう七〇平方メートルが全焼してしまいました。耐火建築なので、壁一枚で隣接している私の家には被害はありませんでした。
命にかかわる経験でしたが、不思議に驚かなかった。自分が冷静なのに、かえってびっくりしたくらいです。どうもあの発作以来、死ぬことは怖くなくなったようなのです。こんなことがあったので、病中無閑といったところです。

さて一〇月になると、毎年ノーベル賞が話題になります。生理学・医学賞は、イギリスのシドニー・ブレンナー、ジョン・サルストン、アメリカのロバート・ホルヴィッツの三人に決まりましたね。ブレンナーなどは、まだもらっていなかったのかと不審に思うほど有名な方です。彼らの仕事（線虫を使った臓器の発生と細胞死の研究）は、もう古典的といってもいいものですが、いまだに新鮮な発見の泉になっています。アポトーシス[*24]は脊椎動物《せきついどうぶつ》、人間の発生や病気の成り立ちを考えるにも重要ですし、線虫の発生や細胞死で分かったことは、人にも基本的には通用することですから、この受賞は誰も異論はないでしょう。それにあんなダイナミックな研究は、真似《まね》が出来ません。

それに比べて、日本の生物科学の研究はなんと軽い二番手が多いのだろうかと慨嘆してしまいます。彼らの研究にあるような、独自性も持続性もない。流行のテーマだけを追いかけて、短期的な競争の成果だけを目指している。その挙句ローカルな政治にばかりうつつを抜かしている。

私もこの季節になると、新聞社から自宅待機を頼まれます。日本人の免疫学者がノーベル賞を受賞した場合に対応するためです。候補に推薦されているだけだったら、実は大勢いるのです。一時は私も誰かに推薦されたことがあります。

それを宣伝に利用する人も多く、みんな俺《おれ》が俺がと自分を売り込むのに大わらわです。新聞社はそれにふりまわされるのです。そんな人に限って、抜け目なく競争に入りこんで、流行を追いかけます。仕事の独自性や重さなどなくなります。悲しいことです。

ところが、二〇〇二年度の科学関係の日本の受賞者は違っていました。小柴昌俊《こしばまさとし》先生は、一度キリスト教関係の集まりでお会いしたことがありますが、すばらしい人格をお持ちの方です。正確ではありませんが、もし神というものがあるのだったら、美しいものや科学的整合性を持っているものとは矛盾しないだろう、という意味のことを言われたのを記憶しています。雑談のときでしたが、心温まるロマンチストだと思いました。他のお一人はプロの技術者で、宣伝などとは無関係の人です。お二人とも仕事が好きで好きでたまらないタイプです。政治なぞに興味はない。一昨年のノーベル化学賞の白川英樹先生もそうですが、日本ではあまり広く評価されてはいませんでした。ノーベル賞委員会は、日本の科学者とは違った見方で受賞者を選んでいるようです。

生命科学分野の研究をしている一部の日本の科学者は、おかしくなっているのではないかという気がしてきました。今ほど生命科学がエキサイティングなときはないはずですが、興味の持ち方がどうも違う。純粋の科学者の興味とは、どこか違うんじゃないかとこの頃思っています。競争は発見のインセンティブにはなりますが、初めから競争が目的ではない。競争意識が日本人は低いと昔いわれていたのが、急に逆になって、なりふり構わず人の仕事にまで侵入してしまう。本当に自分だけの興味を大切にしている人は少ないように思います。狭い免疫関係での印象ですが、これは私だけの杞憂《きゆう》でしょうか。

お手紙にあった始原生殖細胞の発生に関する研究のような仕事に出会うとうれしくなります。流行とは無関係に、そこに独自の問題を発見しているからです。問題になっている骨形成タンパク質（BMP）も、この間お話ししたTGF-β《ベータ》の仲間です。TGF-βは、炎症統御のメディエーターとして発見されたものですが、それが始原生殖細胞になる運命を決める因子であるとは、誰も想像出来なかったでしょう。

その上第二の因子は、インターフェロンの誘導に働くタンパクだというのですから、もっと驚きです。インターフェロンは免疫で重要な働きを持つタンパクです。そういえば、記憶が定かではないのですが、カスペース1の活性化によるアポトーシスへの過程で、インターフェロン転換酵素として同定されたタンパクが関与していることを思い出しました。その遺伝子をノックアウトすると、アポトーシスが抑制されて、脳が異常に大きくなるという論文を読んだことがあります。また私の共同研究者の実験でも、*SOCS1*の遺伝子をノックアウトしたマウスでインターフェロンのシグナルを過剰に入れてやると、炎症反応も増強しますが、ある程度以上になると成長が抑制されるとか、炎症の範疇《はんちゅう》では説明のつかないことが起こります。

こうなると免疫や炎症は、そのために出来た固有の遺伝子で成立しているのではなく、もっと根源的な発生や成長のための遺伝子が流用されている可能性が強いようにおもわれます。ゲノムの限られた遺伝子を、有効に使っているのかもしれないのですが、考えてみればずいぶん便宜的なものですね。こんなことを考えていると、この前言ったように、生物学の枠組みが転換している感を深くします。

人のクローンを作る動きが、このところ激しくなって憂慮しています。科学者は技術的に可能になったものはとめることが出来ないと思っているようですが、危険なことです。

あなたのいわれるとおり、この技術は決して完全なものではないのです。動物実験の結果でも未解決な点が多いですし、体細胞でテロメア[*25]が短縮していることや、DNAがメチル化[*26]されていることの問題など、解明されていません。

たとえそんなことを無視できたにしても、減数分裂と受精によって生まれる人間の個別性という価値を無視することは、人間そのものを否定することになります。ことは人間の尊厳にかかわることで、絶対に容認することは許されぬはずです。

人は、ヒットラーやサダム・フセインが複数生まれる危険や、個体の多様性が失われるとかをあげつらっていますが、そんな生易《なまやさ》しいことではない。一度始めてしまえば、取り返しのつかないような過ちが始まるのです。

それが人権にかかわる問題であることを、まず理解しなければならないと思います。基本的人権を辞書で引くと、「人間が生まれながらに持っていて、なんぴとも変更したり侵害したりしてはならないもの」とあります。なんとゲノムの定義に似ているではありませんか。こちらも生まれながらに持っていて、変更できない。

ゲノムも人権も、両方とも普遍性と多様性に特徴づけられています。人間のゲノムも、人種や肌の色にかかわらず普遍的に同じ構成を持っています。また一人一人個別性があるのは、ゲノムの多様性によるものです。

人種差別や障害者差別を禁止するようになったのは、ようやく二〇世紀になって、人間が人権というものを重視するようになったからです。人権を発見したことだけは、いつか話題になった、数少ない人間の進歩の例なのです。

ゲノムは、繰り返しますが人権そのものといっていい。人権が侵害できないように、ゲノムの尊厳も侵害できない。クローン人間は、平気でゲノムの掟《おきて》を破っている。配偶子で作られるべき固有性を奪っている。それは人権侵害と同様に恐ろしいことです。

人間が人間のために、人間を作って利用する。それも結果がどうなるか予想も出来ないようなやり方で。

この事態に、科学者は手をこまねいています。ワトソンのような影響力が強い人が、それを容認する発言をするのは、罪悪ではないでしょうか。禁止する理由がはっきりしないか、どうせ禁止しても駄目ということがわかっているというのでしょうか。でも人権にかかわる犯罪だけは許されません。そんな考えが、支持を得るとは考えられません。

私は、アシロマ[*27]会議のような専門家の会議を奈良あたりで開いて、徹底的な議論をして、世界にアッピールするべきだと思います。成功した前例があるのですから。この考えは、奈良で行われた仏教の会で話したことがあります。

市民もこの問題に関心を持つはずですから、ＮＧＯなどを通して、こうした会に参加するべきです。今までこういう問題に何も役割を果たさなかった日本が、なすべきことの一つではないかと思います。この問題は、すでに際限もなく広がってしまった生殖医療の反省においても、今解決しておかないと危ない。

このような会議が今必要な理由は、アメリカの主流である自己決定権というのが破《は》綻《たん》をきたしているからです。あらゆる行動の基本が、自己決定権です。なんでも最終的に自己が責任をとりさえすればいいというわがままは通用しない。ここでは人類がついに手に入れた、人権という価値まで否定されるのですから。

それはアメリカの価値観だけが、グローバルに通用するものではないことの証明にもなるでしょう。実際アメリカの一極支配は、経済や外交にとどまらず、文化にまで及んでいます。これは危険だ。日本の定点というものはなくなってしまいました。

イラク攻撃も、力にものを言わせようとの表れですが、それを抑止する知識人の声が聞こえてきません。確かに、以前はこんなことがあれば誰かが問題提起をして、健全な市民の声が聞こえてきたものです。

一方、こちらは北朝鮮ですが、難しい隣人ですね。日本人の拉致《らち》問題があるかと思うと、核兵器開発の問題が浮上しました。国家が恐るべき犯罪にかかわっている。隣人である日本はどうしたらいいのか、難しい問題です。たとい常識が通用しない国でも、外交努力で対話を続けるのがいいのでしょうか。その間に、ミサイルや核兵器を、第三国に売るということが起こるかもしれない。いずれ経済が破綻して体制が崩壊するまで、待たなければならないのでしょうか。長い時間が必要ですし、それまでの危険をどう回避したらよいか、難しい問題です。外交の専門家の英知が試されるときです。

世界は、どうも不確実な方向に向かっているようです。そんなときですから、ますます科学者は自分たちのやっていることの帰結に責任を持たなければならない。生命科学のように人間の運命に直接かかわるような領域ではますますそうです。それを今回の結論とします。

私は機械に弱くて、やっとパソコンで原稿を書くことが出来るようになったばかりです。それ以外はまったくなにもできません。DVDとかブロードバンドとか、まるで分かりません。柳澤さんはそんな楽しみが出来て、羨《うらや》ましい。私もそのうち教えてもらおうと思います。そうすれば、お互いにいい音楽などを教えあうことが出来そうです。私もオペラは大好きで、ニューヨークまでわざわざ観にいったものです。

腹痛に悩まされているとか、複雑な大変な病気なのですね。原因が分からないだけにおつらいことと存じます。でもお手紙の文章は、いつもながら明晰《めいせき》で元気そうなのが救いです。私は相変わらず声が出ないのと、嚥下《えんげ》不全《ふぜん》のため、食事のあとは痰《たん》と咳《せき》に悩まされています。体が麻痺して動かないのは、それに比べたらずっと苦しみは少ない。発音はもう駄目と覚悟していますが、ものが食べられないことには天を恨みます。それでも発作の直後に比べればまだ良くなっているのです。この頃は、缶ビールにとろみをつけて毎晩飲んでいます。

これからお寒くなりますが、病気を持っていると、いろいろな症状の悪化が懸念されます。私も気をつけますが、柳澤さんも十分お気をつけてお過ごしください。それではまた……。

多田富雄

二〇〇二年一〇月二四日

柳澤桂子様

身障者用品に対する考えにも性格が出る

柳澤桂子

ごぶさた致しました。先生のお手紙をいただいたところで、私が入院してしまい、すっかりペースを乱してしまいました。やっと退院して参りましたが、からだの凝りから来る痛みがひどく、とてもパソコンに向かう状態ではなく、さらにお返事が遅くなってしまいました。

それにしてもお隣の火事はたいへんでしたね。ご無事でよかったと思います。そして、いつものことながら、奥様の落ち着かれた態度に驚いてしまいます。そのような場で、私は濡《ぬ》れタオルなど気づかなかったでしょう。本当のことを申し上げますと、知りませんでした。お恥ずかしいことですが、とてもよい勉強をさせていただきました。

お隣はどうなさいましたか？　火事は泥棒より怖いとあらためて思いました。気をつけて暮らさなければなりません。私の家では、ガスコンロを何重にも警報のついた老人向けのものに取り替えました。それで、二度ほど警報が役に立ったことがございます。

身障者用品に対する先生のお考えを読んで、私とまったく逆なので、こういうところに性格が出るのかとおかしくなってしまいました。

先生はなるべく使わないようにしているとおっしゃいます。私は物珍しく何でも使ってみました。日本のカタログはもちろんのこと、スウェーデンやアメリカからもカタログを取り寄せて、めずらしいものを買い集めました。身障者用の下着はもちろん使いました。ものがよくたっぷりしてよくできているとは思いましたが、とにかくお値段が高いです。パンツ一枚二〇〇〇円という値段は許し難いものです。洗い替えはたくさんいりますし、困っている人からなぜお金を取ろうとするのでしょう。

一番役に立っているのは、リモコンで玄関の鍵《かぎ》を開けるものです。私はとにかく自立していたかったので、人手を煩わさないで生活できるということを第一に考えました。

このリモコンの鍵は、ある錠前メーカーが新製品として売りだしたばかりのもので、お高かったのですが、何をおいても、人の出入りにいちいち夫に立ってもらうのはいやでした。

私がベッドの上で、リモコンで玄関の鍵を開け閉めできるのです。ですからヘルパーさんが来ても、私が鍵を開けて、中へ入ってもらえます。帰りもわざわざ玄関まで送らなくても「さようなら」といって帰ってもらえます。宅配便も受け取れます。とにかくこの鍵は、大活躍をしてくれています。

私の部屋には病人臭を防ぐために大型の換気扇をつけたのですが、これがまた、リモコンで、操作できます。障子の開け閉《た》てをいちいち人に頼むのがいやで、寝室の窓にリモコンのブラインドをつけました。これもとても重宝しております。光というのは案外しょっちゅう変わるもので、それにつれて、日よけは思ったよりよけいに動かす必要があります。

これらの商品が、皆発売されたばかりで、私は何と運がよいのだろうと意を強くしたものです。このようにして、私はまったく動けなくても誰もいないで過ごすことが理論的にはできるようになっています。もちろん人の優しさはなくてはならないものですから、理論通りには参りませんが。

私のベッドのまわりは、パソコンや、テレビと共用の二八インチディスプレイ、プリンター、ビデオデッキ、CD、DVDプレイヤー、CDが五〇枚入るプレイヤーなどで占められています。DVDもパソコンのディスプレイに映しています。

失敗したのは、五〇枚入りのCDプレイヤーで、第一に静電気でCDがとても汚れるのです。次におなじ順序に入ったCDはすぐに飽きてしまいます。何番は何というリストを作って、それを見てかければよいのですが、私は汚れの問題を解決できないので、いまは使っておりません。

小さいものでは折り畳みの杖《つえ》や吸い飲み、食べ物を細かくするグラインダー、フォークまで、みんな試してみました。電動車椅子《くるまいす》は家の内外で使いましたし、今度入院したときは、お手洗いまで歩けなかったので、自走式の車椅子を借りて、自分で行きました。

あと、特筆すべきはウォシュレットつきのポータブルトイレでしょう。これは四〇万円で売りだしたものがあまり高くて売れないので、倉庫に残っていたものを半値で買いました。

これを使って、あとはおむつとビニール袋で、汚物を見せずにヘルパーさんに処理してもらう方法を考え出しました。ここで、リモコンつきの換気扇が大活躍するのです。

父譲りで、新奇性を好む遺伝子を私はかなりたくさんもっているみたいです。

入院しているときに、ひどいからだの痛みに見舞われ、結局痛みは五週間続きました。二週目の終わり頃から、肋骨《ろっこつ》の横あたりに小さい発疹《ほっしん》ができていたのですが、それは痛くもなく、むしろかゆいので、かいてしまいました。それから一週間くらいして、その発疹が激しく痛み出して、私は初めて、帯状疱疹《たいじょうほうしん》ということに気づきました。けれども、水膨れも瘡蓋《かさぶた》もできなかったのです。ただ抗ウイルス剤は効いて微熱が下がり、気分はよくなりました。そしてその間のからだの痛かったことといったら！　はじめはあまりに痛くてどこが痛いのかさえわかりませんでしたが、そのうちに痛みは左右の肋間神経《ろっかんしんけい》に収斂《しゅうれん》していきました。左右対称に痛みが出たこともおかしいですね。

結局診断がついたのが発症五週目で、もちろん治療は手遅れでした。その間四人の医師が関与しましたが、神経痛だと思い込まれ、唯一人として私のからだにさわらなかったのです。

ここまで書いて、今日はすっかり治っているはずの激痛がまた舞い戻ってきました。泣きたいほどがっかりしたのですが、ちょうど主治医の往診日で、診ていただきましたら、神経痛のたぐいだと思うといわれ、急に気持ちが軽くなって、痛みをかいくぐってこれを書き続けることに致しました。

苦痛のあるときに書くと、書いたものの質が落ちるから書かないことにしているのですが、今回ばかりは、入院の影響で、仕事がたまっていて、とてもそういうわけには参りません。この悪条件で書く失礼をお許し下さい。神経痛となれば、何をしても痛いだけですので、気が楽です。ただ強い痛み止めでも止まらない痛みが今日で二三日続いておりますので、少々疲れました。けれども、この種の痛みは、こちらが弱みを見せるとつけ込んできますので、隙《すき》を見せないことです。

さて、ノーベル賞、今年の田中耕一さんの受賞はさわやかで気持ちよかったですね。

ノーベル賞というと、下工作がたいへんで、あまりきれいなものではないと聞いておりましたが、案外そうでもないのですね。

研究に対する先生の辛口のご批評を伺うと、ほんとうにそうだと思いますが、それを防ぐことはできるのでしょうか。

先日発表になったマウス・ゲノムの全塩基配列解読のニュースは、少しもお金に振り回されているところがなく、とてもさわやかだと思いました。

ついに、マウスのゲノムの全塩基配列が決まる時代が来たのだと感慨深いものがございます。新聞にも出ておりましたが、遺伝子の数が三万個でヒトとあまり変わりません。九九パーセントの遺伝子が、ヒトとマウスで共通しているそうです。

マウスの三万七〇八六のcDNAクローン[*28]をどの研究者も自由に使うことができるというのですから、人間の病気や創薬の研究にどれだけ貢献するか、測り知れません。

ヒトの第二一染色体にあたるマウスの染色体をヒトのものと比較してみると、驚いたことに、遺伝子の少ない、いわゆるジャンク部位と呼ばれている部分の塩基[*29]の配列順序に高いホモロジー（相同性）が認められたということです。これは、ジャンクと考えられていた部分も、実は何らかの働きをもっている可能性を示唆しています。

病院に入ってみますと、いろいろな病気の人がいます。どの人も早くよくなって欲しいと思います。医学の進歩に期待をかけましょう。

先生がお書きになっている「免疫や炎症は、そのために出来た固有の遺伝子で成立しているのではなく、もっと根源的な発生や成長のための遺伝子が流用されている可能性が強いようにおもわれます」というお考えに私はまったく同感です。

それから、クローンについてですが、「減数分裂と受精によって生まれる人間の個別性という価値を無視することは、人間そのものを否定することになります」というお考えは、明快で歯切れがよいのですが、一卵性双生児はどうなるのでしょうか。

私には何か漠然とですが、人間の価値というのは、個別性にあるのではなく、そのようなものを超えたところにあるように思えます。

あと一〇〇年もして、減数分裂の機構や、組換えの機構がわかり、人工子宮の中で子供が育つようになったときに、自分の細胞を人工子宮の中に入れれば、赤ちゃんが生まれて来るということになるかもしれません。

けれども、コンピューターで制御されたノズルから組換えに必要な酵素が補給され、実際に起こっているのとおなじ方法で組換えがおこなわれたとしても、新しい組み合わせの出来る確率は、自然の場合よりもずっと少なくなります。これは、ヒトという種の弱化を招くと思います。このようにして生まれた子供は淘汰《とうた》されていかざるをえないでしょう。

感情論でなく、理論的にいっても、クローン人間は作るべきでないと思います。私たちに今できることがあるでしょうか。先生の知性がご無事なのも、そのような使命を神が感じられて、完全に残されたのかもしれません。どうぞこれからも世界に向けて発信し続けてください。私には、それほどの国際的な感覚がありませんので、無理ですが、先生のお力には期待しております。

自己決定権に対する先生のお考えにも私はまったくおなじ気持ちを持っております。アメリカにいいように利用されて、悔しいけど、憲法九条を守っていくためには仕方のないことなのかと考えています。

先生、そのようなことを若い人々、特に若い研究者に向けて書いていただけませんでしょうか。私はぜひそれを息子に読ませたいと思います。若い人々を啓蒙《けいもう》していくのは高齢者のたいせつな役割です。

これから生命科学はおもしろくなりますでしょう。それを見終わらないうちにいのちが尽きてしまうのは残念でなりません。いえ、その方がいいのかもしれません。

先生がオペラをお好きということはまったく知りませんでした。私は大学生のときに『歌劇王カルーソ』[*30]という映画を観てからやみつきになり、その映画を七回も観ました。それからオペラが好きになったのですが、あのころはLP一枚が二〇〇〇円ほどしましたので、オペラの全曲レコードなどとても買えませんでした。今はやっと買えるようになって幸せです。

最近、NHKで放映したイタリアオペラの舞台がDVDになって売り出されはじめました。今、マリオ・デル・モナコの『アイーダ』や『オテロ』が出始めています。昔は、徹夜で並ばないと券は買えませんでしたし、学生には高価すぎましたので、一つも観ておりません。

ニューヨークにいても、カーネギーホールの桟敷席《さじきせき》は安かったので、よく行きました。けれども、メトロポリタン・オペラは高くていけませんでした。大学院を卒業して、三菱化成生命科学研究所に就職してから、あちらに短期留学したときにはじめてメトロポリタン・オペラ座に入ってみました。
私はオペラにかぎらず音楽なら何でも好きなのですが、オペラの中で歌っている歌手の才能のすごさに圧倒されてしまいます。自分と比較して、人間の才能というものは、こうも大きなちがいがあるものかと感嘆致します。

実は、私は何日もかかってこの原稿を書いております。今日は胸の痛みが強く、起きあがれないので、寝て右手の人差し指でキーボードを打っております。この間までは、コードレスのキーボードで寝たまま机の上のディスプレイを見て両手で打てるようにしていたのですが、起きられるようになってから、ノート型パソコンにしてしまいました。

先生はいつも左手だけで打っておられるのですね。たいへんですね。それでもきっと上達のお楽しみもおありになることでしょう。
病院から帰ってきて庭の樹々の葉がなくなっているのに驚いていましたら、今日は早過ぎる大雪にまた驚かされました。一二月にこんなに降るのは珍しいことでございますね。

かわいそうに大きなつつじの枝が雪の重みで折れそうになっております。梅の木にこんなに雪が積もるのも、例年なら二月の終わりか三月のことです。雀《すずめ》が雪の枝にとまって、一面の雪を眺めております。


今夜は柳澤は、梯《かけはし》剛之《たけし》さんのピアノリサイタルを聴きにサントリーホールへ出かけました。私もいっしょにいきたかったのですが、外出することなど今の状態では考えられません。梯さんとはテレビのインタビューでご一緒しました。それ以来、時々お電話をいただいたり、チケットを送ってくださいます。

今夜はオール・ベートーヴェン・プログラムで、私の大好きな『テンペスト』を弾かれるので、聴きに行けないのが残念です。「どこかで、香りのよいフリージャを買って楽屋にお届けして」と柳澤に頼みましたが、うまくいくでしょうか。

もちろん、生まれつきの才能をおもちなのだと思いますが、その感性の鋭さには、普通の方とちがった特別なものを感じます。

ハンディキャップを背負っての国際的なご活躍ですから、いくら才能があっても、その努力は並大抵のものではないでしょう。どうして目が見えなくても正しい鍵盤《けんばん》を押されるのか、考えただけでも、気が遠くなりそうで、はらはらしてしまって、私は落ち着いて聴けません。

ところで、こういう方の聴覚野《ちょうかくや》はどうなっているのでしょうか。普通の人より大きくなっているのでしょうか。視覚野はどうでしょうか。小さくなっているのでしょうか。

今回の入院で一番大きかった収穫は、神経因性膀胱《しんけいいんせいぼうこう》がひどくなっており、自己導尿をしなければならないことがわかったことでした。これはまったく考えていなかったことでショックを受けました。

この面倒なことを死ぬまでするのかと思うと気がめいりますが、そのうちに慣れてくることでしょう。

あとは狭心症が確認されたこと。歩行困難の原因については何もわかりませんでした。病院でリハビリを受けていましたので、退院してからも週に一度ずつリハビリの先生に往診していただくことに致しました。病人が筋力を保っていくのはたいへんですね。

病院のリハビリ室では、いろいろな障害の人ががんばっていました。先生もああいうことをなさっているのかなと思ってみたりしました。

今年は特別にお寒いですので、どうぞお風邪《かぜ》をおひきになりませんようにおたいせつにお過ごし下さいませ。

かしこ

柳澤桂子

二〇〇二年一二月一二日

多田富雄先生

どんなに不便でも見苦しくても、どこへでも出て行く

多田富雄

暮れにお手紙を頂いていましたのに、ほかの原稿にかかずらっているうちにパソコンが不具合になって、直ったときはもう松が明けてしまいました。お正月はどうお過ごしになられましたか。

どうしてもパソコンの調子が悪く、うまくワープロが打てなかったのですが、お正月に娘が来て、三分もかからないうちに魔法のように直してくれました。機械に弱い私にはいまだに原因が分かりません。

お体のご様子はいかがですか。この寒さでは、狭心症の痛みや膀胱炎《ぼうこうえん》の症状は、さぞ耐えがたいものがあるだろうとお察し申します。

そういう私も左膝《ひだりひざ》の関節痛に悩まされております。麻痺《まひ》した右脚をかばうために、

左に負担がかかって靭帯《じんたい》部分を痛めたのです。私たちは、一生こんな症状に悩ませられるのでしょう。

ご心配をおかけした隣家の火事は、もう修復工事が済んで、まるで何もなかったように真新しくなりました。間もなく新しい隣人が入ることでしょう。パソコンにしても家にしても、比較的単純な原理の構造物は修復可能なのですが、複雑なスーパーシステムである人間の神経系はそうはいきません。

いつも介護用品について新しいニュースを教えていただいて参考にしていますが、本当に柳澤さんと私とでは態度が違うようです。あなたの好奇心、新しいものに対する関心は、科学者にとって大事な資質です。それに比して私のほうはお恥ずかしいばかりです。でも理由は一応あるのです。おいおいお話ししましょう。

妻は、私が楽をしてしまうと、すぐに怠けて歩くのをやめてしまうのを恐れて、電動車椅子《くるまいす》も買ってくれません。段差を解消すればずっと楽なのですが、それも訓練のつもりでやりなさいとけんもほろろです。しかし今のところは妻に従うのが得策のようです。

でもこんなマンションに長く借家住まいをしているわけにもいかないので、本郷にあった自宅を建て直す決心をしました。本郷の東大キャンパスの目の前にある、たった八五平方メートルの土地ですが、エレベーターをつけ、三階建てにして車椅子生活が出来るように新築するのです。今度は私と妻だけなので、障害者でも安楽に暮らせるように工夫するつもりです。妻だっていつまでも元気というわけではないのですから。

ただでさえ狭い土地なのに、区の条例が変わって、道路を確保するために私有地の一部を供出しなければならない。さらに角地なので、角も斜めに切らなければなりません。勢い形の悪い家にならざるを得ません。でもほかに手立てはないので、熟慮の末決心しました。

建築家は以前に対談したことがある岩崎敬《いわさきけい》さんで、お父様を脳梗塞《のうこうそく》で介護した経験があるので、いろいろと考えてくれます。スウェーデン製の暖炉をつけるなどおもしろい案を出してくれて、楽しいプランニングの段階です。二階には吹き抜けがあり、三階の私の書斎を二階から監視することが出来るよう設計してくれました。今度は柳澤さんのご意見に従って、新しい介護用品を入れて、なるべく自立できるように工夫しますので教えてください。

半身不随になる前は気がつかなかった事ですが、日本の公共施設は障害者に不親切といわざるを得ません。歩道は段差が解消されていないので、車椅子では危険です。タクシーにも乗りにくい。タクシーをせっかくとめたのに乗れないこともあります。裏の道は白線を引いただけの歩道ですから、乗り上げて駐車されていたりすると、ぐるりと遠回りしなければならない。

私は、今地下鉄の湯島駅のすぐそばに住んでいるのですが、道から入れるエレベーターが一基もないので利用することが出来ません。障害者のトイレは、駅やデパートでも少ないし、ちょっとした段差があれば目の前にあっても入れない。町に障害者の姿を見かけないのは、障害者が少ないのではなく、福祉の眼が行き届いていないからです。

この間、国立第二劇場の中劇場にバレエを観に行きましたが、急な階段座席で車椅子はもちろん入れられない。人の手にすがって、文字通り命がけで席にたどり着きました。帰るのがまた大変。登りついたときは、全身に冷や汗が出ていました。

能楽堂で障害者用のトイレがあるのは、国立能楽堂だけです。中には高い階段の上に能楽堂を建てて、手すりすらないのもあります。何しろＮＨＫホールでさえ障害者に対する配慮がない。これでは文化国家とは義理でもいえません。車椅子の観客が外国より少ないのはそのためです。

それに日本の車椅子自体も未完成です。長く座っていると腰が痛くなる。片足でこぐのには重過ぎる。シートもっとよい工夫があるはずです。私のように、自分でこいで歩くと体がずれてしまうし、ストッパーやフットレストも使いにくいのしかない。これだけエレクトロニクスが進んでいるのだから、もっと合理的に出来るはずだといつも思います。

私が一番困ることは、組み立て式の一番進んだとされる車椅子でも、タクシーのトランクに収納するのが難しいことです。付属品を全部取り去っても、あと二、三センチという所で引っかかってしまう。また日本のタクシーのトランクは、燃料のタンクがあって狭いのです。電動車椅子に踏み切れないのはそのためもあるのです。こうして障害者は行動範囲が制限されてしまうのです。

でも私はどんなに大変でも外出をやめません。病院に行っても、私の障害は重い方で特別のケアーを必要としていますし、言葉は全くしゃべれません。危険があっても、助けを呼ぶことが出来ない。

なのに、私の行動範囲は普通の人に引けを取りません。それは好奇心が強いからだけではなく、一種自分の弱さとの闘いだと思っているからです。介護用品に頼らないでも、何とか人間らしく生きたい、そう思って不便に耐えているのです。

私の障害は重度ですが運動麻痺だけです。右半身は全く動かない。でも考えることは出来ます。知力の点では、普通の人と全く変わりない。

喉《のど》も筋肉の重度の麻痺です。嚥下《えんげ》ができなくて水さえも飲めないし、声も出ない。でも人格に変化があるわけではない。大脳半球のウェルニッケの言語野《げんごや》は、日本語の部位だけでなく、英語やイタリア語の部位も、生き残ったらしい。単に運動機能障害が強いだけなのだ。そう気づいたとき、おおげさに言えばある種の覚悟が生まれました。そして、障害と闘う気持ちが出来たのです。

だからどんなに不便でも、妻に頼ってどこへでも出て行くつもりです。涎《よだれ》を垂らしたり、言葉で答えられなかったり、転びやすかったりして、見苦しいかもしれないが仕方がありません。

介護用品にあまり頼りたくないのも、そのためなのです。不便がなくなると甘えてしまい、日常の闘いの気力がくじけてしまうのです。自分を甘やかせてしまうのが怖いのです。

私は運動機能の麻痺だけですからこんなことを言えるのですが、痛みや苦しみがあるのでは、耐えることだけで気力が削《そ》がれてしまうのでしょう。でも、柳澤さんの今度のお手紙は、強靭な精神力を感じさせ、とても病床にあって書かれたものとは思えません。元気づけられます。

さて北朝鮮（朝鮮民主主義人民共和国）がきな臭くなってきたと思ったら、今度はクローン[*31]ベビーが生まれたというニュースに耳を疑いました。それも狂信的新興宗教の団体がやったという、最悪のシナリオでした。真偽のほどはまだ分かりませんが、みんなあまり驚かないようです。本当だとしたら重大な人権侵害だし、人間の尊厳にかかわる事件だと思うのですが、騒ぐ様子はない。こうして既成事実になってゆくのでしょうか。そちらの方が恐ろしい。

一歩踏み出してしまうと、どうなるかわからないと思うのです。問題はクローン人間誕生の直接の結果ではない。その後にやってくる「モラル則」の崩壊をどう考えるのでしょうか。

クローン人間が生まれたって、直接に人類の生存に影響があるとは思えませんし、もう人間は当分必要で十分な多様性を持っています。ただ、クローンを作ることが、人類の未来に暗い影を落としたのは確かです。なぜなら、こうして人間の尊厳や人権がたやすく侵される風潮が、既成事実として定着してしまった先には、人間はすべての価値や規範を失いかねないからです。自分のために他人の生命までを利用するというのが許されてしまうからです。

人類の最後は、恐竜のように隕石《いんせき》の衝突や地球の冷却による死滅ではなく、人間自身の自己破壊による滅亡ではないでしょうか。すべての規範や価値が失われ、欲望と本能だけが支配する世界が人類の最後だと思います。強いものが弱いものを支配し、他人を殺し、奪い、操るようになる。私が脳死移植に問題を感じたのは、他人の継続している生命を犠牲にしてまでも、自分が生きるために利用しようとするというやり方は危険だと思ったからです。結局「モラル則」など崩れ去ってしまう。どうもその第一歩を踏み出したように思えてなりません。人間はそれを回避する理性を持っていなかったのでしょうか。

弱肉強食というのは自然則ですが、モラル則より自然則のほうが強いのは当然です。生物が単に生き残るためには自然則に従うほかない。結局、自然則の前では、モラル則など崩壊してしまうということなのでしょうか。それではあまりにも悲しい。人類の理性が試されるときといわざるを得ません。

このまえのお便りで、減数分裂と受精によって得られる個別性という価値を守るのが、人類の掟《おきて》だと申しましたが、それは一卵性双生児の人格の価値を否定するものではないと思います。一卵性双生児は、自然に一定の比率で生まれる同一クローンです。それは、人間の恣意《しい》で、人工的に作られたクローンとは違います。

一卵性双生児は、お互いの相互関係の下に育ち、さらに環境の影響で個別性を獲得していきます。でもクローンは違う。人工的な環境を作れば、どうにでも加工できる。もともとそういう意図で作られたものです。簡単に他人を支配出来る。人間が人工的に目的を持って作るという、利己的意図が隠されている。私が危険を感じるのは、この隠された意図の行方です。

柳澤さんが人間の「価値」は、もっと深いところにあるというご指摘はもちろん分かりますが、多様性もその価値を担っているひとつであることは確かです。生物学を学んだ者としては、その多様性が侵害されるのを座視できないのです。

私の恐れるのは、こうした生物学のルール違反が積み重なって、ついにすべてが崩壊してしまうことです。一人のクローンベビーが生まれることにとどまらないことです。エスカレートすれば、ご指摘のように、人工の子宮で誰かの体細胞から生まれた子供を、お好みで選別する時代が来るかもしれません。しばらく様子を見なければなりません。

マウスの全ゲノムが発表されたことは、ひょっとすると人間のゲノム決定より重要な事件かもしれません。今まで手がつけられなかった大切なことが、次々に見つかるかも知れないですね。ヒトでは実験にいろいろな限界があります。ヒトとマウスでは遺伝子が九九パーセントまで同じというのですから、マウスでほとんど人の病気や生命活動の様子が実験的に再現されて、解明されていくでしょう。

おっしゃるとおりジャンクＤＮＡの意味も読み取るチャンスもあるでしょう。またゲノムがなぜ安定で、完結しているかという謎《なぞ》も解ける可能性もあります。ポストゲノム計画の研究の焦点は、その辺りにあると思われます。

ジャンクと思われていたものに意味があることは、免疫でもあります。ＭＨＣ（主要組織適合性複合体）の多形性に関して、リコンビネーションの部位（ホットスポット）を決めているのはイントロンにある配列ということですし、免疫グロブリンV領域の可変部に、高頻度に突然変異をおこさせるのも上流にあるイントロンです。

　こういう意味のあるDNAと、全く無意味な文字通りジャンクがあるのはなぜでしょうか。イモリの遺伝子の数は少ないのに、ヒトの四〇倍以上のDNAを持っています。どうしてそんなに増える必要があったのか、またそれが保存されてきたのか不思議です。ドーキンスの考えるように、DNAには自分を無目的に殖《ふ》やすという本能があるのかもしれません。

　それにしてもヒトの三〇億塩基対のDNAのうち実質的にはたった二〜三パーセントしか使われていないという事実はどう考えるのでしょう。ゲノム計画が終わってこれからはポストゲノム計画などといわれていますが、ジャンクDNAのもつ意味に光を当てるのも、重要なプロジェクトのひとつではないでしょうか。


　また数日過ぎてしまいました。実は、私の新作能が上演されることになり、その打ち合わせであわただしく過ごしていました。

その新作能とは、私が四年ほどまえに書いた『一石仙人』という能です。アインシュタインをもじったものです。冗談をいっているのではありません。アインシュタインの特殊相対性原理を能にしたものです。

その後私は病に倒れたので、そのまま上演をあきらめていましたが、大鼓の大倉《おおくら》正之助《しょうのすけ》さんの「飛天双〇能」の会でやってみたいというので、五月（二〇〇三年）に横浜能楽堂で初演されることになりました。

私は今までに二つ新作能を書き、いずれも何度となく上演されています。ひとつは脳死と心臓移植を主題にした『無明《むみょう》の井』という能で、もうひとつは朝鮮人の強制連行の悲劇を描いた『望恨歌』です。どちらもきわめて現代的な主題です。

私は能という伝統演劇が、現代に通用する訴える力を持っていると思っています。それは何世紀にもわたって能楽師の身体《からだ》に蓄積されてきた芸の力です。それを使わないのはもったいない。

今度の能は、砂漠の日蝕《にっしょく》の闇《やみ》の中で、不思議な羊飼いの老人が女を呼び止めるところから始まります。老人は日蝕のとき見られる、星の光が重力で曲がる現象から、常識を超えた科学的世界があることをほのめかして消えてゆきます。

間狂言《あいきょうげん》は、一卵性双生児の片方が天狗《てんぐ》にさらわれ宙を飛んでいる間に、もう片方が年長になったと、時間の伸び縮みの不思議を語ります。いかにもメルヘン的でしょう。

やがて三日月形の眼を持つ面《おもて》（茗荷悪尉《みょうがあくじょう》）に白髪を乱した一石仙人が現れ、原子（子方《こかた》）を呼び出し、量子論から見た時空の始まりと、膨張する宇宙観を説き、はるかブラックホールに引かれて消えてゆくという筋です。

その間に「立ち回り」という宇宙をあらわす重々しい舞や、すばやい子方の「舞い働《ばたら》き」が入って、なかなか楽しめるものになる予定です。大倉さんが新たに作曲した大鼓の一調《いっちょう》や、日蝕で光が陰ってゆく有様を表す笛の譜など、音楽的にも面白い工夫が凝らされています。アインシュタインの書いた「Raffiniert ist der Herr Gott, aber Boshaft ist er nicht」（神は老獪《ろうかい》だが意地悪ではない）というドイツ語の謡《うたい》も入ります。

私は高校生の頃、いっぱしの科学少年でした。生物も大好きでしたが、星を眺めるのも大好きで、星座の名前など覚えて得意になっていました。もちろん相対性原理など理解できるはずはないのですが、子供向けの解説書を愛読していました。全くの通俗的知識しかなかったが、アインシュタインという人物には憧《あこが》れていました。今また、高校生に戻ったように、本を読みかえし、本気でどう演出するかを考えています。

公演は五月八日です。それまでに本読みやリハーサルに、私も出なければなりません。草臥《くたび》れますが、いやでも元気になります。私は邪魔になるだけですが、こういう仕事に関係することが出来ることは、幸福だと思います。

そんなことをしている間に、もう一月も残り少なになってしまいました。湯島天神の梅がもう開いたようで、今朝《けさ》リハビリに通うときに、梅の強い香りが道路まで漂っていました。でも寒さはこれからです。お体をおいといください。

春を待ちわびる気持ちは、病気を持つものには共通のものです。その思いを込めて今回のお返事とします。

二〇〇三年一月二〇日

湯島の寓居《ぐうきょ》にて

多田富雄

柳澤桂子様

今一番怖いと思っているものは、内分泌撹乱物質

柳澤桂子

またすっかり間を開けてしまいまして、申し訳ございません。私のところもパソコンの調子が悪く、修理するより買う方が安いので、新しいものにいたしました。ちょうど一太郎の13が出るところで、二月七日まで待ってそれをインストールしましたので、時間がかかってしまいました。

インフルエンザがはやっておりますが、大丈夫でいらっしゃいますか？

先生のご活躍は、健康な人以上で、とても重度の障害を負っていらっしゃる方とは思えません。ただ、お手紙を読んでうらやましく思いましたのは、先生は障害はお持ちですが、ご健康なのですね。私は病気ですから、ふつうの活動ができません。

お客様がみえたりすると、かならずあとでひどい狭心症の発作を起こします。お薬

はのんでいるのですが、だめなのです。発作を起こすたびに心臓が弱り、慢性の心不全になるとお医者様には言われています。

膀胱《ぼうこう》の方は膀胱炎ではなく、膀胱の神経が麻痺《まひ》してしまったため、排尿ができず、毎回自分で導尿しなければなりません。これも死ぬまで続きます。

ですから、音楽会に行きたい、映画を観たい、お買い物に行きたいと思っても、家から外に出るわけに参りません。原稿を書くのもあまりよくないのですが、少しずつ書いております。これがなくなると、精神的に参ってしまいそうな気がいたしますので、からだとの兼ね合いで、ゆっくりとさせていただいております。

それにしても、先生の精神力には頭が下がります。お声が出ないというだけでもたいへんなことと存じます。それにもかかわらず、お能の演出をなさるとはすごいことですね。ちょっと信じられないくらいたいへんなことだと存じます。

この間、青梅《おうめ》にある老人病院へ見学に行って、申し込みをして参りました。おそらく日本でも五本の指に入るよい老人病院だと思いますが、女性の場合は四年くらい待たなければなりません。

入居は七〇歳からなのですが、少し早めに申し込みました。私の場合、心筋梗塞《しんきんこうそく》でも起きてくれればよいのですが、そうでなければ床につくことになりますので、夫にあまり迷惑をかけたくないと思います。子供たちも、自分の道を進んでほしいので、どの子も、親の介護のために大事な時間をつぶしてほしくないと思っています。

この病院はふつうの老人病院のように三カ月ごとに動く必要はありません。終身保証です。衣類も皆支給されますので、お洗濯ものを取りに行くなどという心配もいっさいいりません。介護のよいことでも有名です。

けれども、受付で申し込みをしようとしましたら、「患者さん本人が申し込みに来られたのは初めてです」といわれました。そして、私の年にも驚いたようです。

ほとんどの場合、親の行き場に困り果てた家族が申し込みに行くのでしょうが、自分の老い先をどうしてそんなに心配しないで放っておけるのか私にはよくわかりません。

できるだけ周囲に迷惑をかけないようにしようと思えば、身の振り方から、お金の蓄えまで、死ぬということはとてもたいへんなことだと思います。公的なお金などではとても足りないそうです。

どんなによい病院でも、健康で自宅にいるようなわけにいかないことは覚悟しております。昔の人は、どうしてあのようによく出家したのだろうと思いましたが、私も出家の気持ちです。どんなにいやなことがあっても祈りの日々を過ごしたいと思っております。そして、少しでも清らかな精神になってこの世を去りたいと願っております。

私は宗教は持っておりませんが、自然、宇宙に対する祈りの気持ちはいつも持っております。こんなに弱い、こんなに小さい私を今日一日無事に過ごさせていただいたことに感謝します。そして、どんなにつらいことがあっても、それは私にあたえられた試練と思って、祈りのうちに享受します。

日本の街なかは、障害者に少しも配慮してくれませんが、以前、私は大阪の病院へ行くために、羽田から伊丹《いたみ》まで飛行機に乗ったときに驚きました。

羽田では長い道のりを航空会社の人が車椅子《くるまいす》を押して、私を最初に機内に乗せてくれました。私の車椅子は、荷物として別の部屋に入れられました。伊丹に着きますと小雪の中を航空会社の人が車椅子を持って、待っていてくれました。私を最初に降ろしてタクシーの乗り場まで連れて行ってくれました。夫は同行していたのですが、私の介護は全部航空会社でやってくれて、夫は一般客とおなじ扱いでした。

これが国際的に通じる障害者に対する扱いだろうと思いました。でも、一般的には日本はたいへん遅れているのではないかと思っておりました。私も電動車椅子で道路を走ってみて、先生とまったくおなじことを感じました。車椅子のために歩道の縁石が低くなっているところには、かならずと言っていいほど、車の頭をつっこんで駐車してあるのです。

車椅子をタクシーに載せにくいという話もよく聞きます。うちの車のトランクも小さいので、私は外出用に軽くて小さい車椅子を一つ持っています。これならタクシーにも楽々載せられます。

かつて電動車椅子に乗って通院していたときはひどいものでした。各タクシー会社にはリフト付きの車があって、車椅子を積んでも料金はタクシーとおなじなのですが、目的地に着きますと、「これで帰ってしまうと迎えにこられるかどうかわかりませんよ」と言われるのです。

リフト付きの車を操作できる運転手さんが営業所に一人か二人しかいないので、その人が流しのタクシーに出てしまうと迎えにこられないかもしれないというのです。それで三時間待ちの病院で、車を待たせて、往復料金の何倍という待ち料金を取られておりました。

先生のお手紙を読んでいて気がついたのですが、先生は障害と闘っていらっしゃるのですね。私の場合は、一番困ったことは、「病気ではない」と医師や家族に言われることでした。ですから病気と闘う気持ちはもてませんでした。病気は私とともにある自然な状態なのです。ということで、ごくありのままにそれを受け容《うい》れております。

北朝鮮のことは困ったことだと思います。いつ日本にテポドンを打ち込まれるかもしれないというので、会社で黄色いヘルメットを買って、名前を書き込んで配布してくれたと、ある出版社の編集者がいっていました。

私は東京がまずねらわれるのかと思っていますが、そのテポドンをアメリカ西海岸まで打ち込める可能性もあるのだそうですね。それなら大切な弾《たま》を無駄に使うようなことはしないでしょう。

なんだか物騒になってきましたが、それでも私は、日本に北朝鮮に負けない軍備をしてほしいとは思いません。

「右の頰《ほお》を打たれたら、左の頰を出せ」という言葉がございますが、私自身はそれでよいのですが、日本国民全体のことを考えると、複雑な気持ちです。それでも、軍備はしてほしくない、戦争はしてほしくないと思います。

もし、遺伝子治療ができるようになったら、最初に削除してほしいのは、戦い好きの遺伝子です。それと我欲の遺伝子でしょうか。

先生は「人類の最後は、恐竜のように隕石《いんせき》の衝突や地球の冷却による死滅ではなく、人間自身の自己破壊による滅亡ではないでしょうか」とお書きになっています。倫理、道徳の崩壊によるものでしょうか。集団的無意識が理性に勝ったときです。

けれども私が今一番怖いと思っているものは、内分泌攪乱物質《ないぶんぴつかくらんぶっしつ》です。これらの物質は、エストロゲンと拮抗《きっこう》しますから、生殖機能がだめになってしまうのです。エストロゲンだから雌だけがやられるかというとそうではなく、雄でも精子が少なくなったりします。

また、エストロゲンは初期発生の時の神経成長因子として働いていることがわかっています。内分泌攪乱物質は、神経系の正常な成長を阻害してしまう可能性があります。子供の数が減り、できた子供は脳に大きな障害を持ち、それを免れたわずかな個体も生殖行動をとれないということが起こりつつあるのではないかと思っています。

これらの物質は非常に薄い濃度でも働くということも怖いことの一つです。たとえば、厚生労働省がきめたダイオキシンの一日耐容摂取量は、体重一キロ当たり一〇ピコグラム（一〇〇〇億分の一グラム）です。これは生殖異常を目安にした値ではなく、一般毒性などから計算された値です。

エストロゲンとの競合などを考えると、一分子のダイオキシンでも状況によっては、異常を起こしてしまうかもしれません。ほんとうに恐ろしいことと思います。早く手を打たないと人類の滅亡もすぐに起こるような気がします。

生物というのはまったくふしぎなもので、このダイオキシンを分解する細菌が土の中にいるのです。なかなか分離がむずかしいそうですが、最近、やっとドイツの研究者がそれらの一つを単離して純粋培養に成功したそうです。一時も早い実用化が待たれます。

先生のお能のお話はすごいですね。私も元気ならぜひ観せていただきたいと思います。梅原猛《うめはらたけし》氏[*32]がクローンの狂言をお作りになっているそうですが、私は何か違和感を感じます。能ならいいと思えますが。

先の入院時にかかった帯状疱疹《たいじょうほうしん》は手遅れになってしまって、今でも肋間部《ろっかんぶ》に強い痛みが残っています。私も今は破れかぶれ、痛みの二つや三つ増えてもどうということはないと思っております。

帯状疱疹というのは、ヘルペスウイルス[*33]が起こすのですね。からだに常在しているものが、体力の落ちたときに増えるのだと聞きましたが、その機構をもう少しよく知りたいのです。教えていただけますでしょうか。

帯状疱疹で増えるウイルスは、常在するウイルスとまったくおなじものなのでしょうか？　もしそうだとすると、帯状疱疹に一度かかった人は、二度とはかからないということをどう説明するのでしょうか？　たぶんウイルスが少し変化しているのではないかと思いますが、どうして、どのように変化するのでしょうか？　神経のどこで増えるのかということなどを知りたいと存じます。

外は寒いのかもしれませんが、家の中は暖かいので、もう春の気分です。家の庭の山茱萸《さんしゅゆ》の花が咲き始めましたし、お向かいの家では白い梅が咲いています。

毎週リハビリの先生が来てくださって、筋肉をつける訓練をしてくれていますが、外を歩くほど心臓が強くないので、何となく、こんなことをしても意味があるのかなあと疑問に思ってしまいます。

まだベッドの上で正座して仕事をしております。ベッドを動かして、仕事机を入れたいと思ってはみますが、そうしても、長く続かないで無駄になるのではないかという考えが強くて、する気になれません。

私のすべての仕事はベッドの上で生み出されたものです。今のように起きあがってコンピューターを打てるときはよい方で、かなりの期間上向きに寝たまま、キーボードを首のところへ持ってきて打っておりました。

仕事のしやすい仕事部屋と仕事机を持つのが夢です。先生はオフィスまでお持ちになったのですね。きっとこれからもさらに仕事をなさろうと思っていらしたことでしょう。

オフィスは閉じられましたが、それでも、障害にめげず、その意志を貫いていらっしゃるところに、やはり仕事のできる方はちがうと思います。ただ、あまりご無理をなさいませんように。もう一度梗塞を起こされないともかぎりませんので、どうぞお大切になさってください。

先生の奥様にはいつも頭の下がる思いを抱《いだ》いております。それだけ重度の先生を介護なさって、しっかりとやっていらして、先生もお幸せですね。どうぞ奥様も倒れられないように、いたわって差し上げてくださいませ。

春を待ちつつ。

かしこ

柳澤桂子

二〇〇三年二月一五日

多田富雄先生

国際紛争に免疫の知恵を活かす

多田富雄

待ちかねた春は、もうそこまで来ているようです。近くの湯島天神の梅がもう満開に近くなって、境内の前を通ってリハビリに通う道に、清らかな匂《にお》いを漂わせています。車椅子《くるまいす》を押してもらって通う日々の慰めです。東大キャンパスの桜の木が、枝々の先端がぼうっとかすんだように見えます。間もなくこぶしの花も咲くでしょう。そうすればもう春です。

今度のお手紙を拝読して、苦しい難病の症状の数々を強靭《きょうじん》な精神力で克服しながら、静謐《せいひつ》な今の境地にたどり着かれた柳澤さんを、はるかに尊敬申さずにはいられません。正岡子規の『病牀六尺《びょうしょうろくしゃく》』を読むと、肺結核の阿鼻《あび》叫喚《きょうかん》の苦しみの中で、行動半径がほとんど病床六尺に限られていたにもかかわらず、想像力は天馬空を行くごとく豊かであったことに驚嘆します。柳澤さんも、いま行動がベッドに制限され、つらい難病と闘っているにもかかわらず、ゆったりとした精神世界を築き上げられたことに感銘を覚えます。

私は重度の障害を持っていますが、おっしゃるとおりもともとは健康なのです。脳《のう》梗塞《こうそく》の発作を起こして障害を持っただけなのです。かえって、酒も飲まず規則正しい生活をするようになって、ますます健康になりました。

と思っていたら、そうはいかなかったのです。とうとうインフルエンザにかかってしまったのです。健康を過信して、寒中、天王洲《てんのうず》アイルまでモダンダンスの公演を観に出かけたせいでしょう。高熱に咳《せき》が加わり、痰《たん》と筋肉痛で一週間ほど寝込んでしまいました。

ご承知のように、私はひどい嚥下障害《えんげしょうがい》を抱えています。ただでさえ誤嚥性の肺炎を恐れなければならないのに、この風邪《かぜ》で咳《せ》き込むたびに、とうとう肺炎になったかと思い悩む日々でした。しつこい痰に苦しめられ、眠ることも出来ず輾転反側《てんてんはんそく》して、ベッドに起き上がって痰を出そうとしても、上手に咳をすることが出来ない。脳梗塞の球麻痺《きゅうまひ》特有の症状です。しまいには胸を切り裂いても、この痰を取ってくれと無理難題を言って、妻を困らせる始末でした。そのくらい苦しかったのです。

脳梗塞の発作のときに感じたのは、人間はフラジャイル（脆弱《ぜいじゃく》）なものだな、という実感でしたが、今度の風邪でそれを再び思い知らされました。健康などというものは、壊れやすいものです。過信するわけには行きません。ましてや体の半分はもう壊れている。いつ何があっても不思議ではない。

やっと少しよくなってX線写真で大丈夫といわれるまでは、自分が遠からず死ぬことばかり考えていました。風邪がひどい時は、こんな体になっていろいろな症状が輻輳《ふくそう》するようでは、安らかな死は望めないと改めて認識いたしました。

誰にも死は訪れます。それも老少不定《ろうしょうふじょう》です。こうなったら、いつも死と向き合って生きなければならない。その死が安らかであれと祈るのみです。

私は死を考えるとき、いつも自分がいなくなった後の世界を想像します。はじめは私の死を嘆いている子供や孫の痛ましい姿が見えて悲しいのですが、しばらくすると、私も知らない若い人たちが楽しそうに暮らしている世界が見えてきます。自分はいないが、世界は平和に繁栄している。それは心を慰めるものです。

ドーキンスは、人間はＤＮＡ（ゲノム）の乗り物に過ぎないという意味のことをいっています。利己的遺伝子が、自己保存のために個体という使い捨ての生き物を利用しているのに過ぎない。個体の死は、その乗り物の耐用期限が来ただけなのだと。

でも私はその逆だと思います。人間の方が、ゲノムという乗り物に乗ってこの世に現れ、ゲノムの持つあらゆる可能性を駆使して生き、死ぬときにはゲノムを乗り捨ててこの世を去る。そう考えれば、利己的遺伝子に振り回されなくていいと思うのです。そして生きることに熱中できるのではないでしょうか。

死をそれほど身近なものとして考えていたのに、風邪が治った今日は、もう仕事のことばかり考えて、来週の予定などを心配している。どうしてでしょう。

前にもお話ししましたが、私の好きな一茶の句に、「露の世は　露の世ながら　さりながら」というのがあります。

こんな体になっても、生きることには変わりない。いやこうなったからこそ、生きるのに全力を尽くさなければならないと言い聞かせています。

どうしても失いたくないのは、生きているという実感です。実は、病気になる前の自分を考えると、本当に生きる実感を持っていたのだろうかと、自信がなくなることがあります。本当は、前から生きるという実感を失いつつあった。半ば病んでいたということに気づいたのです。病気になって、初めて生きることの大切さを確かめた気がするのです。

私も柳澤さんと同じように、特定の宗教は持っておりません。でも、仏教の哲学に惹《ひ》かれています。「草木国土悉皆成仏《そうもくこくどしっかいじょうぶつ》」なんて、なんという広い心でしょう。一神教の、他者の存在を許さない非寛容なものは、初めから駄目なのです。これこそ、今でも世界で紛争が絶えない元凶ではないかと思っています。

そして、私も対象がわからないまま祈ります。どうしようもないとき、耐えられぬ精神的苦痛が有ったときなど、一心不乱に祈っている自分を見つけます。若かりし頃のことですが、親友が癌《がん》の末期になっているのを知ったときなど、ただ祈ることによって救われたのでした。

そうはいっても、柳澤さんのように静かな境地には程遠いのです。妻といさかいを起こしたり、つらく当たったりして、不平不満でいつもいらいらしています。妻には感謝しているのに、どうしてこうなのか分かりません。何よりも言葉がしゃべれないので、誤解が生じやすくいつもいらだっているのです。

しかし私たち夫婦も、もう二人きりになったのだから、頼れるのは妻だけです。私も子供の世話にならぬように、とそれなりに用意もしてきましたが、体が今のようになっては妻に頼るよりほかにありません。それが分かっていても駄目なのです。

柳澤さんは、お食事はどうしているのですか。私は嚥下障害があるので、固いおかゆと柔らかな副食に限られます。どうしても単調になる。妻は限られた副食のレパートリーからいろいろ考えてくれるのですが、すぐ飽きてしまう。妻の苦労への感謝を忘れて、すぐ文句を言う。

食事や排泄《はいせつ》など、日常生活で避けて通れないことで不自由があるのは何よりもつらい。私も排尿困難がありましたが、薬で今のところは何とかなっています。抗コリン剤です。でも外出のときは不安が残るので、オムツを念のため当てています。急には立ち上がれないからです。

私のもうひとつの苦しみは排便です。車椅子に座ったままなので、腸が動かない。体幹が麻痺しているので腹圧がかからない。だから排便は、気がめいるほどの一大行事です。いきんでも駄目なときは、妻に摘便《てきべん》してもらうほかはない。その苦しいことは、書くのもはばかられるほどです。そうかといって、強い下剤を使えば、収拾の付かないことになるのです。

平安時代末期から鎌倉時代の地獄絵巻には糞便地獄《ふんべんじごく》というのがありました。糞尿の中に落とされた餓鬼《がき》の絵でしたが、本当は排泄の苦しみを表したものではないでしょうか。柳澤さんの、導尿をしなければならない毎日のおつらさは、察するに余りあります。

こういうことに配慮する医療が、まだ日本には定着していない。患者の日常の生活の質や、人間としての尊厳を守る医療が、ないがしろにされているのが現状です。介護の認定も杓子定規《しゃくしじょうぎ》です。数値に表れないものは、病気ではないことにされてしまいます。

そんなことを考えているところにメールが来ました。ニューヨークの友人から送られたチェーンレターです。アメリカのイラク攻撃をやめさせるよう国連に働きかけようというものです。私より前に、もう二二〇人もの人が署名しています。一人が二人の人に、このチェーンレターを送ったとしても、もう二の二二〇乗の人が署名したことになります。おそらくもっと大勢でしょう。

このところアメリカのブッシュ大統領は、ほとんどヒステリックにイラク攻撃の姿勢を見せています。振り上げた拳《こぶし》をどう下ろさせるかはこれからの課題です。早速、私も信頼できる友人達に同じ手紙を送りました。もちろんこんなことで変わるわけではないでしょうが、現在出来るせめてもの行動です。

一方、北朝鮮の方も物騒なことになってきました。このところ、好戦的な姿勢が目立ってきましたね。一触即発の事件もありました。国際社会の賢明な対応が求められます。

その点については、病原体に対して免疫系がどう対処しているかを考えてみると、参考になると思います。人間の免疫系はもっと高級な戦略を使っているのです。ちょうど、ご質問にあったヘルペスウイルスに対する免疫で考えてみましょう。

ヘルペスウイルスは、一度感染すると一般に一生排除されません。それは免疫系が、ウイルスに反応していないからではないのです。感染すれば抗体を作って抵抗するのですが、完全な排除は起こさないのです。なぜでしょうか。

ヘルペスウイルスは神経節の細胞内に潜んでいます。DNAウイルスですから、ウイルスを完全に排除するためには宿主の細胞を殺すほかありません。神経細胞を殺せば体が麻痺してしまうし、再生できない細胞ですから殺すという戦略は頭のいい方法ではないのです。平和共存をした方がいい。そこで抗体産生程度でそれ以上増殖するのを食い止めて、リンパ球などを動員した大掛かりな排除作戦は中止したのです。

それが栄養状態の悪化や体力の衰弱で、宿主の免疫機能が十分でない状態になったときに、狡猾《こうかつ》なウイルスが息を吹き返して反撃に出るのです。静かにしていたのは、ウイルスが突然変異を起こしたからではありません。免疫の監視機構をかいくぐっていき続けていたのです。こうして再発はしますが、抗体産生が再開されれば寛解《かんかい》するのが普通です。こんな攻防を繰り返しているのです。

同じやり方は他のウイルスに対する免疫でも見られます。肝炎ウイルスの場合は、肝臓の細胞内に寄生します。ヘルペスの場合と同じように、ウイルスとの平和共存が成り立ったときには、慢性肝炎になって比較的無症状に経過します。時々再燃はしますが、症状がない人が多い。そしてずっと後になって癌になる場合がある。

しかし、免疫系がウイルスに対して強力に働いてしまうと、自分の肝臓を排除するような炎症を起こします。劇症肝炎がそれです。そうなったら命にかかわります。それを回避するために、あるところで反応をやめてしまうのです。

　これは広く「免疫学的寛容」[*34]と呼ばれている現象の一つです。癌になるのと、劇症肝炎になるのとどちらがいいということはないけれど、当面の危機（致命的な劇症肝炎）は回避できる。

　この現象は、今の世界情勢と面白い比較が出来るのではないでしょうか。もちろんイラクが問題でないといっているわけではない。でもアメリカは過度に好戦的で、世界を自分が監視しているという免疫系を気取った傲慢《ごうまん》さがある。しかし免疫には、一度引いて共存関係を探る「寛容」というもうひとつの戦略がある。ブッシュはそれに気づいてほしいものです。

　そんな見方をしていると、北朝鮮もヘルペスウイルスに似てきます。今まで比較的無害に経過し、時々顔を出して悪さをしてきただけのものが、免疫が弱まったと見ると急に好戦的になる。これに対応するにも、武力でなく国際世論で封じ込めることこそ、免疫学的正攻法だと思うのですが、どうでしょうか。でもヘルペスでも脳炎にまで発展することがあるのですから、早く手を打たなければなりません。粘り強い抗体産生のような対応が必要です。

ついでに環境ホルモンにも、免疫の立場から触れておきましょう。環境ホルモンは、おっしゃるとおり今世紀最大の人類への脅威になるでしょう。それは一方では、生物学の基本概念を覆す重大な変化なのです。

ご承知のように、生物には内部環境と外部環境の二つがあります。内部環境はホルモンや神経などによって統御され、外部環境からは独立しています。体液の組成やホルモンの濃度など、外部環境が変わっても、内部環境はたやすくは変わらないようにホメオスターシス（恒常性）が働いている。生物はこのために安定しているのです。

ところが環境ホルモンは、この二つの境を取り払ってしまった。外部環境が内部環境に直接つながってしまうという、生物本来の掟《おきて》を破る事態になったのです。

外部環境に存在する生理活性を持った物質、一般に高分子ですが、それが内部に入ってきたら、免疫が働いて排除します。それによって内部環境がディスターブされることはないわけです。食物に含まれる生理活性物質や、細菌などの毒素も免疫で無害にされるのが普通です。私は、免疫系はそのために発達したのではないかとさえ思います。

環境ホルモンでは、その戦略が無効になります。内部環境の独立性は保証されない。体を守る免疫も、単純な化学物質だから働かない。こうして環境ホルモンは脅威になったのです。そしてあなたの言われたようなさまざまな問題を提起し始めたのです。問題の根は深いのです。おっしゃるとおり、「モラル則」の崩壊を待つまでもなく、こちらの問題の方が危険かもしれません。

このような問題をどうしたらいいのか、思い惑うばかりです。今のままでは私たちが死んだ後でも、問題が解決されるとは思えません。ですから、今は少しばかり生物学をかじったものとして、発言し続けることが大切なのでしょう。その意味で、柳澤さんが母として生命科学者として、これから果たす役割は大きいと思います。お元気でお仕事をお続けになることを祈ります。

二月ももう残り少なになりました。今日の午前の日差しは春のようです。風は冷たいですが、もう春です。狭心症もヘルペスも、暖かになればよくなるでしょう。リハビリを侮らず、お続けになることを願います。実際の筋力強化の成果より、眼に見えない心のケアーと魂の強化の方が大事なのですから。

多田富雄

二〇〇三年二月二五日
梅の香漂う湯島の寓居《ぐうきょ》にて

柳澤桂子様

私の記憶は脳の中のB5サイズのスクリーンに

柳澤桂子

外の光は明るいのですが、まだ風は冷たいようです。私の窓からは、ちょうど山茱《さんしゅ》萸《ゆ》と豊後《ぶんご》梅《うめ》の花が見えてとてもきれいです。思わず外へ出てみたくなりますが、それが叶《かな》わないのです。

水仙とか、クロッカスも開いています。福寿草がまだ芽を出さないので心配していますが、この辺は内陸性気候で、都心よりはかなり寒くて暑いようです。

先生の風邪《かぜ》はたいへんでいらっしゃいましたね。どんなにかおつらかったことと想像にあまりあります。

私もプレドニンをのんでいるので、感染症には特に気をつけています。先生とは比べものになりませんが、私も時々喉《のど》がつかえて息苦しくなります。神経の関係で、咽《いん》頭《とう》の筋肉が縮まらなくなるのではないかと思います。苦しくて、夫に「早く去痰剤《きょたんざい》を買ってきて」と頼んで、すぐにそういう問題ではないのだと気づくのですが、ほんとうに苦しいです。先生はまた、死の淵《ふち》までいらしたわけですね。でもきっとおからだがお丈夫なのでしょう。ほんとうによかったです。その間の奥様のご心配も大変なものだったでしょう。

私は新聞の広告を見て、『戦場のピアニスト』という映画を観たいのですが、観にいけないので、同名の本を買って読みました。ピアニストのシュピルマンという人の運の強さ、まったく奇跡としかいいようがありません。五年間の戦火の中、執拗《しつよう》な捜索の目を逃れて生き延びるのです。映画で観たら多分もっと臨場感があってすごいだろうなと思いました。

かつて、町田市で起こった車の事故でのことです。小学生くらいの子どもが雨の降る夜道で車にはねられて、跳ばされた弾みに道路際の林の中に落ちました。手に傷を負ったのですが、ちょうどその上に木の葉が二、三枚落ちて傷口を覆い、出血を免れてこの子は生き延びたのです。

そうかと思うと、なぜそんなに簡単に死んじゃったの？　といいたくなる場合もあります。先生はまだ生命力が旺盛《おうせい》でいらっしゃるから滅多なことでは亡くならないと思います。私も強いらしくて、何度も死にそうな場面をくぐり抜けてきました。

こういう事を考えていると、人の寿命というのは元から決まっているのではないかとか、何か神秘的な力が働いているのではないかと考えたくなりますが、ただ確率の問題なのでしょうね。

日本人で、親戚《しんせき》にも組織適合性抗原のマッチする人がいなかったのに、アメリカのミズーリ州かどこかにぴったりの人がいたという話を読んだことがあります。これなども不思議ですね。

私も死ぬことで一番つらいのは、家族を悲しがらせることです。でも、これは生まれたからには避けて通れないもので、子どもが成人するまで生きて、孫の顔を見たのだからそれ以上望んではもったいないと思っています。

ドーキンスについては、私も先生のお考えの方がよいと思います。ドーキンスがどうしてあんなに一般に受《う》け容《い》れられたのでしょうか。みんな心のどこかにはかなさというか、自分は乗り物のようなものだという感じがあるのでしょうね。

先生がお元気だったときは「本当に生きる実感を持っていたのだろうか」とおっし

やっていることに、とても興味を引かれました。

もうずっと前の話ですが、定年間近の医学部の教授にその人の死生観を尋ねたアンケートがありました。驚いたことに、誰も自分の死について考えたことがないというのです。まして生について考えるいとまなどあるはずもありません。こういう人たちに末期ガンの患者を託してよいのかと疑問に思いました。私も病気になって初めて、生や死ということを真剣に考えたと思います。特に数年前、中心静脈栄養の管を抜いてほしいと医師に頼んだときの家族の反応を見て、生きなくてはならないと真剣に思うようになりました。

一時は何も飲み込めず、一年くらい中心静脈栄養に頼っていましたが、それが抗鬱《こううつ》剤《ざい》で喉の腫《は》れが引いたらしいのです。先ほども書きましたように、今でも時折苦しくなり、飲み込みにくくなります。


私のところにも国連発信の戦争反対のメールが来ましたので、もちろん署名して、いろいろなところに送りました。私は一九五番でした。

ブッシュはほんとうにどうかしていると思いますが、アメリカやロシアが原爆をたくさんもっていて、なぜイラクはもってはいけないのでしょうか。もっとみんなでじっくりと話し合いができる状況になってくれるとよいと思います。

私はY染色体の上に残虐性の遺伝子、領土争いの遺伝子、好戦的な遺伝子が乗っていると思うのですが、いかがでしょう。三〇年以上前に柳澤にそういったらとても気を悪くしましたが、最近は認めているようです。

ここまで書いたところで、尻餅《しりもち》をついたのが原因で腰を痛めてしまい、三日間床についてしまいました。その後も痛みがひどく、痛みに疲れて何もできない状態が続きました。そうこうしているうちにアメリカの「最後通告」です。アメリカ人は憎めないよい人たちなのですが――。

環境ホルモンが免疫系をフリーパスしてしまうのはほんとうに困ったことですが、そのほかの低分子で、生物にとって〝悪さ〟をする分子はないのでしょうか。

私には孫が一人おりますが、今の地球の状態を考えると、かわいいというよりは不《ふ》憫《びん》でしかたがございません。


この星に孫を残した悔しさは海に落としたダイアの指輪

ほんとうは、ダイアの指輪どころではないのですが——。たいへんなことをしてしまったと思います。どうか私の予感があたらないようにと祈っております。

何かできることを少しでもと思って、私の目から見た環境問題の本を書きました。そのうちに出版されると思いますが、こんなことしかできない自分を歯がゆく思います。

こういうことを考えていると気持ちが滅入《めい》ってきますので、話題を変えましょう。

先生はオペラが好きとおっしゃいましたが、ワーグナーがお好きでヴェルディーはお聴きにならないのではないでしょうか。私は両方とも大好きです。

ワーグナーでは『パルジファル』が好きですが、『ニーベルングの指輪』も全曲ＬＤを持っています。これもすばらしいですね。

ヴェルディーも大好きで、こちらはほとんどＬＤを持っています。おなじＬＤを何度観ても飽きないのはふしぎです。本だとたまに何度も読む本はありますが、多くの場合二回止まりでしょう。ＬＤは何十回観ても新たな感動があるのです。

ＬＤばかりでなく、ＣＤもそうです。聴きだしたらおなじものを何日も気のすむまで聴きます。今はスビャトスラフ・リヒテルのひいているバッハの『平均律』をここ一カ月以上聴き続けています。

その美しさといったら、まるで天使の声です。こんな美しいものを聴かせていただいてよいのかと涙をこぼさんばかりになって聴いています。そんな聴き方ですから、家の中に誰かいるといやなので、柳澤が寝てから聴きます。夜中に一人で法悦の境地にある私をご想像ください。鬼気迫るものがありますでしょう?

はじめはお金がなくて、オペラの全曲ものなど買えなかったのですが、この頃は何とか欲しいものは買えるようになっています。ほかに何も欲しくないのです。

好きなジャンルはすべてです。オペラ、歌曲、ピアノ、ヴァイオリン、チェロ、弦楽四重奏曲、オーケストラなど、CDの置き場に困っています。そのどれもと恋愛関係にあるのですから、たいへんです。こっちのCDばかり聴いていると、あちらがひがむのではないかと気を遣うことこの上ないのです。

おなじ曲をいろんな演奏家で聴き比べるのも大好きで、一つの曲を何枚も持っています。こうしても誰にも気を遣わないでいいところがまたすばらしいです。誰かに話すわけでもなく、自分一人の世界を堪能《たんのう》しております。こういうのを「オタク」というのだそうですが、私は浮気で、音楽だけではありませんので、どうぞご安心くださいませ。

何が一番好きかといわれると困ってしまいますが、やはり宗教的なものに好きな曲が多いような気がいたします。そういいながら、『椿姫《つばきひめ》』の全曲ＣＤは幾組持っているのか数え切れません。

今の心配ごとは、私が死んだらこのたいせつなＣＤ、ＬＤはどうなってしまうのかということです。これが粗大ゴミに出されるなんて！　何とか孫をオペラ好きに仕込みたいと思っているのですが、まだ少し小さ過ぎます。六歳です。でも彼女が優れた音楽の才能を持っていれば、もう十分に聴ける年なのですが。おそるおそるヴァイオリンの小曲などから聴かせてみております。

先生は「朝食」というと何が目の前に浮かんできますか。多くの人は、お皿一枚とか、コーヒーカップらしいのですが、私は食堂からテーブルからお台所まで全部カラーで見えます。これは精神疾患の一つということになっているらしいのですが、とても重宝なのです。

中学のとき、校長先生の英語の特別授業というのがありまして、「英語の教科書を三ページ暗記しなさい」と言われました。私は一度読んで覚えてしまったので、ぼんやりしていたら、先生は私に「暗記したものを言ってみなさい」。

私は立って、一語もまちがえることなく、三ページの英語を言いました。一度読めば、字まで全部見えるのです。本そのものが見えるといった方がいいかもしれません。

校長先生は驚いて、「あの子はすごい勉強家で、英語を全部暗記してくる」と他のクラスで言われたそうですが、けっしてそんなことはないのです。

私の友人にもそういう人がいて、彼女は新聞の三面記事を読むとそのまま字も覚えてしまうので、子どもの頃、大人をつかまえては、どこの誰が何時何分にどうやって殺されて――といくらでも話せたそうです。

私が高校二年のとき、化学の〝三尺さん〟という先生が、一晩で元素の周期表を覚えて来るようにと言われました。これこそ私の得意技。あれは頭に入れるのにちょうどいい大きさ、形なのです。一度見れば覚えられるというか目の前に周期表が見えるのです。

ちょうどよい大きさというと、こんなこともありました。NHKで「人間講座」を担当したとき、Ｂ５の原稿を、ディレクターの方が読みやすいようにＡ４にコピーしてきてくださったのです。もちろん字も大きくて読みやすいのですが、Ａ４は私の脳の記憶のスクリーンのサイズより大きいらしくてだめなのです。結局読みにくいＢ５を使いました。

こういう人は一〇〇人に一人くらいの高頻度でいるそうです。そして、女性に多いそうです。いつかテレビを観ていたら、ヴァイオリンの諏訪内晶子《すわないあきこ》さんに司会者が「今までで困ったことがありますか？」と聞きました。すると、諏訪内さんは、「あるとき、突然頭の中が真っ白になってしまって、楽譜が見えなくなってしまったのです。でも耳が音を覚えていたので弾けました」と言われたのです。

司会者はこの答えのおかしさに気づきませんでした。私は、諏訪内さんもきっと楽譜の見える方なのだろうと思いました。

この歳《とし》になると、記憶力の衰えには愕然《がくぜん》とします。先生はそんなことおありになりませんか？　私は特に漢字を忘れてしまって、電子辞書なしでは、手紙も書けません。記憶力が落ちたということを自分に納得させ、じたばたしないことにしております。

本を読む速度が落ちたのがこたえます。「これが老いというものか」とまっすぐに向き合っています。手が震えて、字がうまく書けませんが、動くだけよいのですね。

歳を取ってよくなったことは、時間がたくさんできたことです。義父母を入れて六人家族だったときは、それぞれに気を配るだけでたいへんでしたが、今はのんびり、静かに時間の流れを楽しめます。

何度も書きますが、先生の奥様はすばらしい方ですね。先生をそれだけ支えられるのは並大抵のことではできないと思います。

最近夫婦の愛とは何だろうと時々考えます。若いときの燃えるような愛が去ってしまったあと、夫婦の愛とは何でしょうか？　私は歴史かなと思いますが、ただそれだけではありませんね。先生はどうお考えになりますか？

先生はどうやって、今の奥様とご結婚されたのですか？　お見合いですか？　それとも熱い恋愛？　多分後者だと思います。ラブレターがすばらしかったでしょうね。

私のところは、柳澤がアメリカへ行くことになっていて、あと半年しかないから、誰でももらっておこうということだったのです。私も「これくらいなら我慢してもよいかな」といい加減な気持ちでした。ですから、今になって、娘に叱《しか》られます。「ママはそそっかしいからいけないのよ。もっとよく見てからにすればよいのに」と。

でも、こんな病気の女をずっと我慢して抱えていてくれたことだけで十分です。外はやっと暖かくなって、お散歩もできそうですが、足がいうことをききません。あとでお庭にちょっと出てみたいと思っています。桜の花を歩いて見に行く計画だったのですが、とんでもないことになってしまいました。

先生もどうぞお大切になさってくださいませ。たくさん書いてくださいますようにお願い申し上げます。

奥様のご健康も祈りながら。

かしこ

柳澤桂子

二〇〇三年三月一九日

多田富雄先生

においによって呼び覚まされる記憶の不思議

多田富雄

「(覆《くつがへ》された宝石)のやうな朝/何人か戸口にて誰かとさゝやく/それは神の生誕の日」という西脇順三郎《にしわきじゅんざぶろう》の詩がありましたが、そんなゴージャスな春の日となりました。ビルの谷間には遅咲きの桜、散り残った山茱萸《さんしゅゆ》や小手毬《こでまり》、椿《つばき》に雪柳、黄色いチューリップと水仙、私の住むマンションのベランダからもそれだけの花が見られます。銀杏《いちょう》や柳の新芽もみずみずしい。柿《かき》の若葉がチロチロと緑の舌を出しています。やはり麻《ま》痺《ひ》した体も軽くなったような気がします。

ベランダに椅子《いす》を出してもらって、隣の庭の満開の桜をしばらく眺めているうちに、一昨年まだ桜の残る北陸で発作を起こし、死地をさまよったことを思い出しました。今こうして生きているのが、夢のような奇跡のように思えて、涙が流れました。

目の前の満開の桜を眺め、ギリシャのウゾーワインの薄めたのをなめながら西行《さいぎょう》の歌など読んでいると、西脇順三郎の世界にどっぷり浸ったようで、夢のような春の一日となりました。こうして助かってしまったからには、命をいとおしんで、前向きに生きなければ申し訳ないと、心に決めたところです。

イラク問題はとうとう最悪のシナリオに入ってしまいました。日々報じられる戦場の映像は、胸にのしかかって苦しいばかりです。この戦争には、正義も論理もありません。何をもって勝ったとか負けたとかいえるのでしょう。残るのは恨みと憎しみだけです。

『戦場のピアニスト』は、私も見ようと思っていたのですが、実際に見にいった娘は「よかったけど戦争の場面があまりに生々しかった。本のほうがずっといい」というので躊躇《ちゅうちょ》しています。何しろこの間、夜中にイラク戦争の爆撃の様子をテレビで見ているうちに、麻痺した腕がキュッと引きつって、自分ではどうしようもなくなりました。妻に一時間も引っ張って伸ばしてもらい、やっとのことで眠ることができたくらいですから。戦争の残酷さはもう見たくないと思いました。

おっしゃるとおり人の生死は決めがたい。この間スペースシャトルの事故があったとき、インド人乗組員の女性の遺族が、「他人《ひと》に起こることは自分にも起こり得る」といっていたのが印象に残りました。

私の場合は、脳梗塞《のうこうそく》の発作に見舞われて死地をさまよってから、自分は昨日まで本当に生きるという実感を持って暮らしていたかを疑問に思ったのでした。自分は健康だと過信し、単に習慣的に毎日を送っていたに過ぎない事に気づいたのです。

ところが今は、どんなにつらいリハビリでも生き生きとやっている。リハビリをやっているうちに、何か生命が充実してくるのを感じているのです。

リハビリとは尊厳を回復するという意味だと聞いたことがありますが、私の場合は生命感を取り戻す作業のようです。だからどんなにつらくても嬉々《きき》としてやっているのです。

前にも書いたように摂食や排泄《はいせつ》など、避けて通れないことの不便は何よりもつらい。誤嚥《ごえん》しても咳《せき》で排出できない苦しみは、胸を切り開いてもこれを出したいと思うくらいです。しかし何かの拍子で、痰《たん》とともに排出されると、後はうそのように楽になる。

毎日がその繰り返しです。

だから、苦しいのは何かと聞かれても、どれということはない。不断の苦しみがあるだけです。

今度のお手紙で柳澤さんは、Y染色体の上に残虐性の遺伝子、領土争いの遺伝子、好戦的な遺伝子が乗っているのではないか、それをノックアウトしてしまえば平和に暮らせるのではないかと提案しています。

私は、そうはうまくいかないと思います。人類学的に見ても、確かに戦争は男が起こしているものです。それがY染色体の遺伝子によるとすれば、この遺伝子は、メスを獲得する闘争のために生まれた古い遺伝子でしょう。魚や昆虫で見られるメスをめぐる争いは、過酷なものです。だからヒトでも、残虐性や征服欲などは男の属性のように見えます。

一方、競争による進歩や、新しいものへの挑戦も、同じように、一般には男性のものとされています。それらは最終的にはひとつの遺伝子に集約され、異なった形質として現れているように思われるのです。同じ遺伝子が関係している形質でしょう。その遺伝子の発現には、環境要因が大きく関与している。また他のさまざまな調節性の遺伝子が、発現をモディファイ（修正）していると考えるのが妥当です。

もしそうであるなら、Y染色体上の問題の遺伝子を除いても、男は無気力になるだけで、社会の進歩や学問の発展が阻害されるのではないかと思います。勇気のある破壊力が、進歩のためには必要です。

もちろんこれは一般論で、学問的な能力や社会的な力が男のほうが優れているなどといっているわけではありません。これまで男が果たしてきた役割がそうだったに過ぎません。ジェンダー（社会的な性）としての男がそう認められてきたのです。

ブッシュ大統領に欠けているのは、男性特有のこの遺伝子の発現を制御する調節の遺伝子か、子供のころの教育環境ではないでしょうか。きっと強いアメリカという教育環境にいつもさらされていたのです。

私のニューヨークの友人はゲイの男性秘書をもっていますが、とても従順でよく気がつく人です。反抗心とか攻撃性とは無縁の人でした。ちょっと女言葉をしゃべる以外、決して逆らわず、人当たりもいいので、少しも気にならない。友人は「秘書を雇うならゲイの人に限る」といっていました。この秘書はもともと男だから、Y染色体の問題の遺伝子を持っているはずです。この例を見ても、Y染色体の単一の遺伝子では、攻撃性や支配欲は説明できない。ジェンダーが別方向に向くと、セックス（生物学的な性）に依存した形質を調整する遺伝子の発現が変わったとしか考えられません。

社会のほうが、男に過度に男らしさという幻想を与え、それに適応して攻撃性や支配欲が身についてゆくというのが本当ではないでしょうか。アメリカに見られる、粗野で過剰な男性優位主義に問題があるのです。それが理想の男性像になって現れてきます。ブッシュ大統領の立ち居振る舞いにはそれが見て取れます。

それに対して女性は調整の遺伝子のほうがもともと優位に働いている。いろいろなものを寛容に受《う》け容《い》れ、征服や排除は好まない。穏やかで、争いを好まないのは女性の本性です。

しかしこれも一般論的な観測に過ぎませんが、冒険を好まず、進取的ではないのも女性の特徴です。古いものを破壊する力は弱いが、何かを積み上げてゆく力がある。残虐性の代わりに、人を安心させる優しさがある。争いではなく、寛容の美徳がある。そして何よりも大きく包み込む存在感がある。

私は以前に「男は現象、女は存在」といったことがあります。男の攻撃性は何も残さないが女の寛容は文明の母です。男は破壊に専念しますが女は修復し建設する。一般にはそんな風に見えます。

しかし、女の寛容を規定する遺伝子も単一ではないでしょう。またさまざまな他の遺伝子や、環境の影響を受けて発現していることでしょう。大切なのは男が残虐性や支配欲の遺伝子を持っているとしたら、どのようにしてその遺伝子の発現を抑制するか、調整する遺伝子を優位に発現させるかということになるでしょう。Y染色体には対立遺伝子というものがないから、より発現の調節は難しいでしょう。遺伝子の発現調節は、遺伝子ノックアウトよりずっと複雑な仕組みを考えなければなりません。

要するに、人間の行動や志向を規定するのは単一の遺伝子ではない。複雑な多数の遺伝子の相互作用によるものですから、それゆえに人の遺伝子操作は慎重にしなければならないはずです。これは、人の病気の遺伝子治療でも心しなければいけないことです。

この星に子孫を残すことに後悔が残らぬためにも、遺伝子の人工的操作にははっきりした規制を作らなければならないでしょう。もちろん柳澤さんがY染色体の遺伝子をノックアウトすれば問題が片づくと、簡単に思われていないことは承知しています。

それではどんなことが可能かというと、平凡なことですが教育と環境の改善ではないかと思います。残虐性、支配欲ということになると一番効果的なのは、美しいものに対する感受性を高める教育ではないでしょうか。子供のころに美への憧《あこが》れを持っていれば、戦争で人を殺したり虐《しいた》げたりはしないでしょう。

私は心にしみる音楽を聴いたり、美しい絵を見たりして育った少年は、後でどんな競争社会に投げ込まれても、決して人を支配することを好むような大人にはならないと思います。

オペラの話が出ましたが、私はそんなにオペラ通ではありません。ただニューヨークに行ったときなど、オペラ好きの友人が毎回良い席を取ってくれるので、必ずといっていいくらいメトロポリタン・オペラを観に行きます。ミラノやパリでも、シーズン中なら何とか切符を手に入れて観ます。

ワーグナーを教えられたのもその友人からです。ミラノに行ったときスカラ座で観た『ローエングリン』がはじめでした。せっかくイタリアまで来たのにと、はじめは不満だったのですが、霧の中に現れた憂愁《ゆうしゅう》の騎士の神秘性に強い印象を刻まれました。

その次に感銘を受けたのは、メトロポリタンの『リング』でした。シーズンにはわざわざニューヨークまで出かけたほどです。楽劇「神々の黄昏《たそがれ》」のジークフリートは、プラシド・ドミンゴでした。この世のものと思えない音の饗宴《きょうえん》でした。体が震えるほどの感動を覚え、その夜は眠ることができませんでした。

もちろんヴェルディーやプッチーニなど、イタリアオペラも好きです。でもオペラはどうして二流の作者のひどい台本で、あんなに感動を与えるのか不思議です。『椿姫』にしても『マノン』にしても、演劇だったら陳腐で通俗の典型です。それがオペラでは感激して酔ってしまう。音楽の持つ特権です。

オペラを観ると書きましたが、オペラは聴くものである以上に、観る喜びがあります。私の想像力が乏しいためか、聴くだけではあの陶酔感は味わえない。一度観たのを、脳の中にレコードを聴いて再現するのはすきですが、衛星テレビなどで放映されたのは、すばらしいのがあるが、あまり熱心には観ません。オペラハウスというのは、特別の祝祭の空間だと思います。

柳澤さんはバロックのオペラはお嫌いでしょうか。私は大好きです。こちらは聴くだけでも満足です。モンテヴェルディの『オルフェオ』など天使の音楽です。

同じように、バレエやダンスも、機会があれば観ます。体が丈夫のときは、いつもニューヨークにあこがれていました。半身不随になってからは、そんなことはできなくなりましたが、いつかもお話ししたように、お能やダンスの公演があると、人の迷惑を顧みず出かけるようにしています。

右手が一切使えませんから、CDすら自分ではセットできません。娘が来ると新しいCDに換えてもらい、同じ曲を繰り返し聴きます。病院にいるころは一人になる時間が多かったから、深夜にヘッドホーンで、ポリーニのショパンなどを何度も聴いて涙を流しました。

この娘は、音楽学校を出てから、コンサートチューナーになった変わり種です。卒業近いある日、「お父さんは外国に行くときいつもピリピリしていて、ちっとも楽しそうじゃないですね。きっと競争が激しいんでしょう。ピアニストも競争がきついのです。私はそんな競争をするのはいやです。でもピアノにはいつもタッチしていたい。だからピアノの調律師になりたい。もう一度学校に行ってもいいですか」というのです。私はもちろん賛成しました。それで調律師の学校に入りなおして、今はコンサートチューナーとしてやっています。

私たち夫婦のことをお尋ねでしたが、私たちはごく平凡な見合い結婚です。それもアメリカ留学が決まってからの、駆け込み結婚でした。すぐアメリカに旅立ったのは柳澤さんと同じです。

神経質で怒りっぽい私に楽天的でのんきな妻で、アメリカでもちょうど釣り合いが取れました。ご多分に漏れず、家のことを省みる暇もない研究生活でした。ものぐさの私は、どこにでも妻を連れて行きましたので、世間では模範的なおしどり夫婦ということになっていますが、実情は毎日恒例のようにいさかいが起こって、小さな角逐《かくちく》が繰り返されています。今のところは、私のほうが体が不自由ですから、服従するほかない。声の出ないほうが分が悪い。

結婚して三五年もたつと、お互いに空気のようになります。何をしても抵抗がない。これが夫婦の最終的な姿なのかと思っています。

柳澤さんの記憶についての話は面白いですね。記憶には音の記憶、においの記憶、映像の記憶、味の記憶などがありますが、柳澤さんは音と映像の記憶が並外れているのですね。

私は食いしん坊だったせいで、においや味が得意でした。それが嚥下障害のため、すっかり想像力がなくなりました。

でも朝食といわれると、アメリカのホテルで食べるカリカリのベーコンとソーセージのついた目玉焼きふたつに、メープルシロップをたっぷりかけたワッフルに、バターが溶け出してジクジクとしみこんでいるのを思い浮かべます。「ああ（alas!）」と叫びたくなります。新聞を読んでいるビジネスマン。テーブルに案内されるのを待つ人たち。アメリカンコーヒーに、ベーコンを焼くにおい。カリフォルニアの朝の日差しが、白いカーテンを通して降り注ぐ様子が浮かんできます。もう一生、あんなゴージャスな朝食を食べられないかと思うと悲しくなります。でもこんな朝食を毎日とっていたら、脳梗塞や心臓病は避けられないですね。

においも不思議な記憶の世界を作っています。こんなことがありました。子供のころ病気になって、実家の二階に、熱を出して寝ていたときの記憶です。布団が敷いてあった八畳の部屋には、床の間があって掛け軸がかかっていた。そこにはグニャグニャした草書の字が二行にわたって書いてあったのです。子供には読めない字です。

それに、そんなことはすっかり忘れて、もう何年も思い出すことはなかった。それが先年、母が病気で、吸入器を使ったのです。アルコールランプの独特のにおいがしました。

するとそのにおいで、子供のころ自分が病気で寝ていた実家の二階の情景が、突然ありありと呼び覚まされたのです。床の間の掛け軸も浮かび上がりました。私はびっくりして、危うく声を上げそうになりました。というのは、子供のころは読めなかった字が、記憶の中では読めるのです。「白雲」などという草書でぬたくったような字が、不思議なことに読めるのです。映像で形だけ認識していた記憶が、においによって呼び覚まされ、しかも字の意味まで発見できたのです。マドレーヌと紅茶の香りで始まる、プルーストの『失われた時を求めて』は有名ですが、記憶と想起の不思議です。

私も記憶力はよかったほうで、特に文法と化学式はお得意でした。ウロトロピンなどの構造は、ベンゼン核を松の幹の模様に見立ててすぐ覚えて、それが自慢でした。そうやって映像に置き換えて記憶するのです。でも今は記憶力も衰え、構造式などすっかり忘れてしまいました。右手が使えたころは、漢字は得意だったのですが、今はパソコンにお任せです。知的能力は日々衰えるばかりです。

これを書いているうちに、バグダッド陥落のニュースが飛び込みました。力で殺戮《さつりく》した後、歴史ある町を廃墟《はいきょ》としたのです。今日は市民の略奪が始まったそうです。何人の人が犠牲になったのでしょうか。なんという空《むな》しいアメリカの勝利でしょうか。これからどんな苦難が待ち受けているのでしょうか。胸が痛みます。

書き始めたときには満開だった隣の桜も、すっかり散ってしまい、樺色《かばいろ》になって雨に打たれています。なぜか空しい気分に襲われます。今回はここでやめにします。

多田富雄

二〇〇三年四月一二日
湯島の寓居《ぐうきょ》にて

柳澤桂子様

なぜ進化は人間を生んだのでしょうか

柳澤桂子

お手紙ありがとうございました。今回の先生のお手紙の書き出しは、詩を読んでいるようですばらしかったです。以前のお手紙で、先生は、文章は論理の構築だけだという意味のことをおっしゃいましたが、それは、先生のように文才のある方にとってのことと存じます。私のように文才のない者には、論理の構築は文章を書く最初の一歩にすぎません。このようなご立派な文章と並べて書くことは、とてもつらいのですが、致し方ございません。

私の家の庭では、つつじが盛りです。山茱萸《さんしゅゆ》は葉になってしまいました。ちょっと見ぬ間に梅の実がくりくりと大きくなっていました。庭へ出られないので、私のかわいがっている弱い植物たちがどうしているか気がかりです。

戦争の遺伝子のこと、ノックアウトというのはもちろん冗談ですが、私は先生が思われるより、案外単純なのではないかという気がいたします。これは多分に直感的なのですが、ゲイの方というのは、テストステロンの活性が低いのではないでしょうか。中国の宦官《かんがん》なども同じ状況ではないかと思うのですが。要するに一つのホルモンがいろいろな形質を支配しているという考え方です。

おそらく好戦的というような形質は両生類や爬虫類《はちゅうるい》の時代からあったでしょうから、古い遺伝子だと思います。

かつて、『人はなぜ殺すか』[*35]という本を読みました。狩りのことを追究した本でしたが、究極のところ、男が動物をしとめるのは、その瞬間のエクスタシーのためだけであると結論していました。戦争はもう少し複雑だと思いますが、ほんとうに好戦的な人には、このような要素もあるのではないでしょうか。

とにかくその遺伝子を発現させないようにするには、人間の成熟しかないという先生のお考えにはまったく同感でございます。そして、それには、美しいものに触れることが重要であるということも私が声を大にして言いたいことでございます。

私は、アメリカに留学していたときに、いろいろな美しいものに触れて、それが大学院の教育と同じくらい私を育ててくれたと思っております。

日本では、少女時代に中原淳一の「ひまわり」という雑誌がございました。この雑誌はたくさんの少女の美意識を育《はぐく》んでくれたと思います。

結婚してからは、「ミセス」という婦人雑誌があり、この編集者の今井田勲《いまいだいさお》さんという方は、戦後の日本に残っていた本物の美しいものを写真にして毎号載せてくださいました。戦後の焼け野原で、私たちはこうして美しいものに触れることができたのです。「ミセス」の功績はもっと評価されてよいと思います。

けれども、もっとも美しいものに触れなければならないのは、子供でございますね。偏差値に振り回されていないで、もっと情操教育に力を入れてほしいものです。もう一つ、子供についていえば、作文の時間を増やしてほしいと思います。文章を書くことは、思考力を高めますし、もちろん表現力も高めます。今は大学入試に小論文があるから少しはよいのでしょうか。

男性がいないと、新しいものへの挑戦や、競争による進歩がなくなるとおっしゃる方もあります。勇気のある破壊力が必要だと。私は「進歩しなくていいから人を殺さないで！」と叫びたいです。男性の価値というのは、論理性とか決断力にあるのではないでしょうか。

今回の戦争は、ほんとうに愚かなことだと思います。これから先、中東はどうなるのでしょうか。これでテロがなくなるとはとうてい思えません。

ブッシュは幼稚で粗野でさえあります。ところが、その人を大統領に選び、支持する人々がアメリカにはいるのです。その人たちは、ブッシュと同じです。「強くて豊かなアメリカ」を誇って傲《おご》っています。

戦争反対の私たちのつきあっている研究者仲間の方が少数派です。大多数のアメリカ人がブッシュを誇りに思っているところにアメリカの恐ろしさを感じます。まだ国が若いから仕方がないのでしょうか。

そこへいくとヨーロッパの人々の方が成熟していますね。何とかして、皆で力をあわせて、アメリカの独走を平和的に解決したいものです。これを機会に人間は一段階進歩するのではないでしょうか。それにしても、アメリカが強い軍事力を持ったことは、不幸なことでした。アメリカに核を捨てさせなければなりません。

先生はいろいろなところでオペラをご覧になっているのですね。ドミンゴのジークフリートといえば、まだ最近のことではございませんか。『ローエングリン』の騎士の出現は、ほんとうに幻想的ですし、そこで歌うアリアもすばらしいですね。

やはり先生はワーグナー党でいらっしゃいましたね。私が最初にワーグナーに感激したのは『トリスタンとイゾルデ』の中の「前奏曲と愛の死」です。まだ一〇代だったと思いますが、鳥肌が立ちました。

確かにオペラの筋は通俗的ですが、ヴェルディーという人は、ものすごくリブレット（歌詞になる詩）にうるさく練りに練った人です。ですから詩だけを読んでもとても美しいです。『カルメン』も原作と読み合わせてみると、ほんとうにうまくオペラができていることに感動します。『サロメ』もその一例でしょう。

ポリーニはすばらしいですね。私も大好きです。ピアニストの中には好きな人がたくさんいて、名前をあげ切れません。今はバレンボイムのピアノにこっています。やはり指揮もする人のピアノは音楽構成もしっかりしていて技術も音もきれいなのに最近気づき熱中しております。

お嬢様がピアノの調律をなさるのは深いお考えの上でのことでいらしたのでしょう。あれも奥の深いお仕事で、調律師によってピアノの音色がかなり変わってしまうということをつい最近まで知りませんでした。

実は私も高校生のとき、ピアノの先生から、「ピアノの道へ進むなら、そろそろ本格的に勉強しましょう」といわれ、「音楽はあまりに美しいのでそれで苦しみたくありません」とお断りしたことがございました。ほんとうは自分に才能がないことに気づいていたのです。あれは私の生涯で最善の決断でした。

モンテヴェルディなどのバロック以前の音楽も好きです。特に体調がよくないときなどはこういうものを求めます。ヒルデガルト・フォン・ビンゲンをお聴きになったことがおありでしょうか。一二世紀の女性の作品ですのに、何百年も時代を先取りしていています。ほんとうに美しいです。

先生が「白雲」という字を思い出されたというお話はたいへんおもしろいですね。脳はいったいどうなっているのでしょうか。深く考えさせられました。

私は一週間ほど前に、突然左足が硬直してしまい、それをほぐそうと、自分で揉《も》んだので、ものすごく痛くなってしまいました。それで、身体《からだ》を起こすどころではなく、気分も悪く、寝ておりましたが、仕事はたまる一方で、今日は脚が痛くないように工夫して、パソコンを打てるようにしました。当分安静をおおせつかっておりますので、この体勢で仕事をしなければなりません。そういう状態で、先生にお手紙を書いています。万全の状態で書けないことをお許しくださいませ。

人間のテロも怖いですが、自然のテロも猛威をふるっています。チンパンジーとゴリラが、捕獲とエボラ出血熱ウイルスのために絶滅の危機に瀕しているといわれています。もちろん感染したゴリラの肉を食べた人たちもたくさん死んでいます。

世界中のゴリラとチンパンジーの八〇パーセントは、ガボンとコンゴ共和国にすんでいますが、ここのゴリラとチンパンジーは、一九八三年から二〇〇〇年の間に半減してしまいました。エボラ出血熱ウイルスのワクチンが一年ほどでできるそうです。そのワクチンは猿にも効くそうです。何とか人間だけでなく、猿も救ってやってほしいものです。

最近のもう一つのテロリストは重症急性呼吸器症候群（SARS）です。このなぞの肺炎はおそろしい勢いで、今世界中に広がっています。

このような事はこれからも次々起こることでしょう。これは地球を荒らし過ぎた人間に対する自然からの仕返しです。

このような感染症とちがって、ガンは生物に宿命的についてまわるものです。この間の「ネイチャー」でおもしろい論文を読みました。ガンは初期の幹細胞から生じるというのです。

皮膚ガンや大腸ガンなど多くのガンは、一生を通じて絶えず細胞の補充がおこなわれる組織で発生します。けれども、こういったガンに結びつく重大な変異は、細胞が指数関数的に分裂する、組織の形成期に起こっていた可能性が非常に高いのだそうです。

アメリカの二人の研究者がモデルを考案して、組織のさまざまな発生段階における、変異によって生じる欠陥の数を調べました。彼らは、発生の初期に起因するガンのリスクは、細胞の補充段階での変異によるリスクより、一〇〇パーセントも大きくなる可能性があると計算しています。

これを読んで、私は以前やりかけた実験のことを思い出しました。今から二〇年くらい前でしょうか、肝臓ガンは、肝臓を構成する細胞のなかの楕円形細胞《だえんけいさいぼう》と呼ばれる細胞からできるという説がありました。この楕円形細胞が肝臓の幹細胞であるか否かの議論がおこなわれていたのです。

私は幹細胞の性質に興味を持っていましたので、幹細胞だけがガンになるという考えに非常に魅力を感じました。そして、この楕円形細胞がほんとうに幹細胞かどうか調べようと思いました。

それには、一〇〇パーセント肝臓ガンを発症する系が必要でした。当時の方法は、おとなのマウスを開腹して、肝臓を三分の二切除するのです。すると、肝臓が再生するうちにガン化するものが幾例かでてくるというものでした。

私は直感で、生まれて二四時間以内の子ネズミの腹腔《ふくくう》に発ガン剤のニトロソアミンを注射し、発ガン促進剤のフェノバルビタール入りの餌《えさ》で飼育しました。

成熟したマウスを開腹してみますと、何と一〇〇パーセント肝臓ガンができているではありませんか。当時、おとなのネズミに高率に肝臓ガンを作る方法は確立されていませんでした。

出生後の二四時間以内に重要な意味があったと思われます。でも、なぜ肝臓ガンばかりができたのか、他にガンはなかったのか、これからおもしろくなりそうなところで、私は動けなくなってしまいました。とても残念でした。

普通なら、先生のような重度の障害を負われると、精神的に参ってしまう方が多いと思いますが、先生は逆に以前よりも生きている実感を感じていらっしゃるというのはすごいことだと感動いたしました。また、先生がそう思われるように支えていらっしゃる奥様もすばらしいと思います。

私は、結婚してから研究を男の人に負けないようにするために、いつも苦しく過ごしておりました。先生のお言葉をお借りすれば、生き甲斐《がい》に満ちていたということになるのでしょうか。ですから病気になっても、あまり変化を感じませんでした。「今のものの考え方に、病気による変化がありますか」とよく聞かれますが、私にはあまりあったとは思えないのです。病気になってもならなくても私は私であったように思えます。

ですから先生のお話には、とても感動しますし、そのようなことは、ほんとうにすばらしく希《まれ》にしか起こらないことだと思います。すごい精神力でいらっしゃいますね。お話ができにならないというのは大変なことだとお察し申します。けれども、それに負けずにご自分を文字で表現しておられるお姿に打たれます。

先生のこのお気持ちの変化を本にお書きになれば、貴重なものができることでございましょう。あるいは、もうお書きになっているかもしれませんが。

多くの人は、具合の悪いところばかりに心が行き、愚痴をこぼして不幸になってしまいます。けれども先生の現在の命の輝きは、宗教的とさえ思えます。

私も自然に起こる自分の心の変化に驚いています。この間まで、時間が速く過ぎてしかたがなかったのですが、このごろでは、一週間を一日と数えるようにしましたら、時間はゆるやかに流れ始めました。ちょっとした心境の変化です。

またこの世に存在するという意識が以前ほど鋭くなく、ぼんやりとしてきました。こうして次第にあの世とこの世との境界が曖昧《あいまい》になり、安らかにこの世を去ることができるのでしょう。

先生のお命は今輝いています。エネルギーに満ちあふれています。残念ながら、私にはそれだけのエネルギーがございません。

なぜ進化は人間を生んだのでしょうか。私は、これはとても残酷なことだと思います。大脳が発達し過ぎたのかもしれません。あるいは、まだ発達が足りないのかもしれません。

先生は生命力に充《み》ち満ちておいでになりますので、なぜ私がそんなことをいうのかといぶかられるかもしれません。私は四人の親の終末期の介護を通して、老いとはどういうものか、よく見て参りました。両親の年齢まで、まだ少し間がございますが、人生の終わりまで一通り見てしまいました。

私は、女性としては充実した生涯を送れた方だと思います。それでもやはり人間であることは悲しいことです。

私の脚の硬直は、狭心症のお薬の副作用らしいことがわかりました。こんなことで苦しんで損をしたような気がしますが、病気というのはこういうものなのでしょう。

先生はどうぞ今の生き甲斐感を保持なさって、いいお仕事をなさってくださいませ。それには、奥様にもお元気でいらしていただきたいと心よりお祈り申し上げております。

かしこ

柳澤桂子

二〇〇三年四月二七日

多田富雄先生

遺伝子の発現にあわせた教育が人類を平和に導く

多田富雄

「緑陰幽草花時《りよくいんゆうそうかじ》に優《まさ》る」と古人は言いました。私の大好きな季節です。雨も降りますが、あらゆる生物に生命の満ち来《きた》るときです。今アパートの入り口には、目の覚めるような美容柳が満開になっています。いかがお過ごしでしょうか。

実は五月の末ごろにお手紙が届いたのですが、いよいよ家の新築に取り掛かることになって、身辺がばたばたしているのです。旧宅のものを取り片づけしなければならず、妻が大忙しになってしまいました。この手紙もいつ終わるか心配です。

私は何も出来ないのが実情ですが、あの本はどうなったか、あの資料は取って置けなどと、いらざる口出しをするので、かえって能率が悪いと叱《しか》られています。近所の挨拶回《あいさつまわ》りとか、建築の申請とか、全部妻に頼らなければならぬのが実情です。糖尿病を持っている妻の体が持つかどうか心配です。

物を捨てるのは、意外に労力もお金もかかるものと知りました。妻はそれで神経を使い、疲れ果てています。なにしろ、東京に来てから三〇年近くも住んだ家です。いろいろ思い出の品もたまったし、捨てがたいガラクタもあります。それを全部より分けるのですから、苦労はよく分かります。

その中には、私の愛したレコードがあります。もうLPなどめったに聴くことはありませんが、いつかあなたが言われたように、昔繰り返し聴いたレコードを捨ててしまうのは身を切られるようにつらいことです。だれかが引き取って聴いてくれればいいのですが、古いレコードを扱うお店に聞いても、クラシックは二束三文どころか、破棄するのに何十万円もかかると断られてしまいました。中でもジャクリーヌ・デュ・プレの、病気になる前のブラームスの『チェロソナタ』など、涙なしには捨てられません。これがごみと一緒に粉々につぶされることを想像しただけで、胸が痛みます。

そのほか私は何でも集めるのが好きで、アメリカに留学していたときの写真やら切抜きやらがダンボールにいくつも出てきました。妻も捨てるのが苦手なほうで、自分の七五三の晴れ着まで取ってあったのですから、片づくまでの苦労はお察しに任せます。

それも全部捨てて、きれいさっぱりとしたところですが、虚脱感は拭《ぬぐ》えません。たくさんの友達と飲んだり騒いだりした、思い出の旧宅は無残にも取り壊されました。隣は百年も続いた紙屋さんで、古い木造のお宅です。空襲にも焼け残った由緒ある家ですが、もう土台が腐っているので、工事の振動で壊れないか心配です。内憂外患《ないゆうがいかん》で、お返事が遅くなったことをまずお詫《わ》びします。

この間「日本の核武装は是か非か」という題で書くように頼まれました。今また核武装の論議がおこなわれているそうです。北朝鮮の拉致《らち》問題や核の脅威が問題になっているからでしょうが、日本でもすぐ核装備が議論されるようになるのですね。広島、長崎を知らぬ世代になって、核戦争の無残さは他人事《ひとごと》のようになってしまったようです。子の世代の若者にも、もう一度歴史の証人の声を聞いてもらいたいと思います。一度は広島、長崎に足を運んで、丸木美術館や原爆資料館で、それがどんなに非人間的な残虐な行為であったかを見てもらいたい。その上で、石に刻まれた声『過ちは繰り返しません』の言葉を読んでもらいたいのです。

そんなことは分かっている。核装備は、核戦争の抑止のためだ、とでもいうのでしょうか。しかし、やくざのように、脅しには脅し返す、攻撃には先制攻撃で、また先制攻撃には報復で、という古い戦争の構図は、核戦争の抑止にはつながらないと思います。一度使ったら、双方とも破滅することは目に見えています。とめどない連鎖になって、収拾のつかぬ破局につながるだけです。一歩踏み出したら終わりということがわからないのでしょうか。

それでは、ほかに抑止の手があるのでしょうか。これも言い古されているようですが、国際世論に訴えるのが一番いいと思います。

核だけは使わない、使わせないという悲願は、多くの国々、そして人々が共有しているものです。それを唯一の被爆国である日本が自ら破ったら、国際社会に顔向けが出来ないでしょう。

日本が核武装をしたら、アジアの国々にも次々に核は拡散する。後はとめどない軍備の拡張です。私は日本が今、核の拡散防止という名目を自ら放棄して核武装するならば、平和憲法も、広島、長崎の犠牲者もいったい何だったのだろうかと思います。過ちは繰り返さないという誓いを、改めて思い出して核軍備を許さないことを祈るのみです。

こんな意味のことを書いているうちに、柳澤さんの指摘された好戦的遺伝子のことを思い出しました。どうもこの遺伝子が、ドミナントに発現している人は日本にも居るようです。あんな惨禍を経験しても懲りない人種です。それを矯正するには、どうするかと考えてしまいました。

まずこの遺伝子が何歳ごろ発現するかを考える必要があります。おそらく幼児のころにはじめて現れるのでしょう。そのころ対処して、早く発現を止めることが大切です。大きくなってからでは、どんなに声を大きくして説得しても無駄でしょう。遺伝子の発現は、一定の時期にだけ制御が可能でしょう。

それは言葉を覚える遺伝子にも言えることです。幼時に英語を教えれば、日本人だって英国人と同様にしゃべることが出来るが、高校生程度になるともう母国語と同じようにはしゃべれない。私は言葉をしゃべる遺伝子が、テンポラリー（一時的）にしか発現していないからだと思います。好戦的な遺伝子についても、その発現の時期を逃さず矯正するのが一番です。

それではどうやって矯正するのか。ひとつは、国際関係と同様、周囲の空気、環境が、暴力を許さないということを納得させることです。暴力に対する人間性の抑止力を、このころから入力するのです。幼児の教育にもっと力を入れることが大切です。柳澤さんがこの前おっしゃった情操教育です。

第二は、それと関連して、幼いときに芸術に触れさせることだと思います。美しいものに触れた経験は、醜いもの、恐ろしいものに対する感受性も高め、暴力の非人間性を忌避するようになります。美を求める心も、幼児期に獲得され、美の遺伝子の発現時期にその機会がないと駄目になってしまう。

第三は、はっきりとした平和教育です。今度のイラク攻撃でも、小学生、中学生の一般的反応は反戦、平和を求めるものだったと思います。好戦的だったのは一部の大人でした。大人に捻《ね》じ曲げられて、アメリカの子供が、戦争は強いアメリカの平和と安全のためと踊らされていたのは、見るに耐えないことでした。

教育は遺伝子の発現にあわせて行うべきだと私は思っています。昔は「読み書き算《そろ》盤《ばん》」といわれましたが、それは理にかなったことです。言葉の遺伝子、文字の遺伝子、数を数える遺伝子などは、幼児期に発現し、成人した後では消えてしまいます。年取ってから英語をならっても、掛け算の九九を覚えようとしても、理屈が先に立ってこうまく行かない。その代わり、理屈はある程度の年齢になってからのほうがよろしい。

それが逆になっているのです。小学校のときからゆとりの教育、ものを考えさせる教育、創造力を高める教育などといっている。初等教育ではそんなことはいらないと思います。ものを考えたり、創造力が発展するのは、思春期、つまり中学生か高校生になってからです。そのころには新しい遺伝子が現れるときです。性ホルモンの遺伝子などが新しく働き出す。なんとなく異性が気になるようになるし、にきびなどが現れます。高等教育の目標、つまり新たな可能性を発揮させるには、この新しい遺伝子が働き出す時期を逃さぬことが肝要だと思います。

それが逆になって、そのころには受験勉強が忙しくなり、ゆとりなんかなくなるし、ものを考える時間もなくなってしまう。創造力なんか無視されるのが日本の中等教育です。

ともあれ好戦的遺伝子、残虐性の遺伝子を、働かなくするには、幼児期の教育と、初等教育、情操教育が大切だろうと思います。困るのは、そんな教養を持たない大人のほうです。

私の新作能『一石仙人』は、アインシュタインの相対性原理を扱った能ですが、平和主義者としてのアインシュタインが反核の言葉を謡《うた》います。子方《こかた》の演じる原子の役を縦横に舞い働《ばたら》きさせた後、「かかる力を見るうえは、戦《いくさ》、争い、破壊には、原子の力よも使うまじ、忘るなよ人間」と念をおして、ブラックホールに消えてゆきます。

この五月八日（二〇〇三年）に、横浜能楽堂で初演されました。当日は立ち見が出るほどの盛況で、再演が一一月に東京で行われることが決まりました。まあ、成功といえる公演ではなかったかと思っています。

それに力を得て、『原爆忌』という新作能にも取り掛かっています。観世栄夫《かんぜひでお》さんが来年（二〇〇四年）の広島音楽祭に出す予定です。私が原爆の能を書こうと思ったのは今度が初めてではありません。しかし、毎回事実の重さに押しつぶされ、能舞台にはそぐわないほどのあまりの生々しさに、足がすくんで中止してしまったのです。

しかし毎年季節が巡ってくると、それを書いていないことに後ろめたい思いがしてくるのです。広島のことを知っている私たちにとって、核戦争の恐ろしさを書き残しておくことは、果たしておかなければならぬ責任のようなものです。たまたま観世さんからこのお話を聞いて、今回は書くと決心したのです。特に日本の核装備が議論されていると聞いて、全力で書いています。

その資料を調べたり、丸木美術館の図録を見たりして広島の惨状を思うと、いまさらなんで核武装かと人間の愚かしさに憤りを隠せません。

今回のイラク戦争も、核攻撃に対する先制攻撃だといわれました。しかし核兵器など見つからなかった。アメリカの正当性はなかったのです。あの戦争で、たくさんの市民が犠牲になりました。前の戦争でも、劣化ウラン弾で恐ろしい後遺症が残りました。戦争に正義などないのです。来年の原爆忌で、私の新作能がそれを問いかけることを期待しています。

この手紙を書きはじめて、もう一月近くたってしまいました。梅雨《つゆ》のじめじめした季節に入りました。でも私は梅雨が嫌いではありません。曇天の下を風が吹いて、桜や欅《けやき》の葉が裏返ってきらきらと光るのは美しいものです。どくだみの四点星が、いっせいに光のほうをむいて咲くのも、心を慰めるものです。もう一度お手紙を読み直し、お返事を書きます。

SARSは、やっと終息の気配が見えてきましたが、いろいろな問題を残してくれました。これだけ分子生物学が発達しても、いまだに封じ込めしか手がなかったことに驚きを隠せません。

問題のひとつは人間の動物との付き合い方です。エイズもエボラもそうですが、新興感染症の多くは野生の動物由来の病原体によるものです。考えればペストもそうでした。それが人の病気になったのは、あなたの言うとおり、動物のサンクチュアリーに足を踏み入れた人間が受ける、当然の罰のようなものであったのです。

もうひとつは、スーパースプレッダーと呼ばれる病原体のばら撒《ま》き屋の存在です。これが、飛行機や病院などの閉鎖空間で病気を広めました。過密の都市空間では、空気感染でなくても、接触は濃厚にならざるをえません。現在の都市の形態や規模など、考えなければならない。最も手を焼いたのは北京《ペキン》や上海《シャンハイ》、台湾、トロントなど大都会で、ベトナムなどではありませんでした。

ワクチンはいずれできると思いますが、時間がかかる。それよりこういう感染症がまた次々に現れることを覚悟して、研究の体制作りや情報の公開を進めることが必要です。今度のSARS騒ぎは、中世のペストの流行の時と変わらない人間の本性を暴露しました。

発がんと幹細胞の関係は興味深いものがあります。特に柳澤さん自身が行った肝臓がんの実験は面白いと思います。その実験は、誰か後継者がやっていないのですか。

最近幹細胞の研究は急速に進んでいるから、今やったら成果が期待できます。実際、ＥＳ細胞（胚性幹細胞《はいせいかんさいぼう》）の腫瘍形成《しゅようけいせい》が、*ras* 遺伝子のひとつによって促進されるという論文が出ました。

私も造血幹細胞の増殖と分化を決めているのは何かという点に興味を持っていました。最近ＥＳ細胞が分化能を維持するために必須《ひっす》の蛋白《たんぱく》が同定されたと聞いています。細胞の分化能が、増殖が止まると出現するのはなぜかという問いにも、答えが出そうですね。

お手紙では、私が強い人間だと思っていらっしゃるようですが、そんなことはありません。私は今まで運良く挫折《ざせつ》したことがないものですから、今度の病気では、絶望し毎日自殺のことばかり考えていたくらいです。その自殺も出来ない。今でもよく泣きます。

やっと自分の運命を受け入れて、生きることに専念するようになったのです。一茶の「露の世は　露の世ながら　さりながら」という句のように、覚《さと》って生きることにしただけです。

実際できることなんか少ないのです。言葉も話せない。食物も、水も飲み込めない。死んだほうがましです。今でも食事の後は、咳《せき》と痰《たん》で苦しいことおびただしい。でも生きていることは確かです。死なないのだったら、生きることに専念する。

それより柳澤さんの精神力のほうがすごい。予後のよくない病気で、次々に何かが襲ってくる。それをいつも冷静に判断しながら、人間らしくまた知性を持って生き、弱音を吐いたことがない。これはだれにも出来ないことです。世の難病の方にどれだけ勇気を与えているか知れない。

それに比べたら、私のは単なる運動ニューロンの障害に過ぎない。あなたが小さな命の火を燃やし続け、命の大切さを訴え続ける。それがどんなに人を勇気付けているかわかりません。病を友として、「露の身ながら　さりながら」やるべきことを、お続けください。

私の妻も、糖尿病と股関節《こかんせつ》の二度の手術で、いつ倒れるかわからない。そうなったら誰が、自分の身の回りのことさえ出来ない障害者の老人を世話してくれるのだろうか。毎日不安を抱《いだ》いて生きております。でもいつそうなるか、また私のほうが先におさらばして、妻に平穏な日が戻るか、誰にもわからない。それまでは「見るべきものは見つ」といえるように見てやろうと思っています。

梅雨の晴れ間のむしむしした日が続いています。どうかご自愛ください。

多田富雄

二〇〇三年六月二二日
湯島の寓居《ぐうきょ》にて

柳澤桂子様

子孫のために住みやすい地球を残したい

柳澤桂子

双方の都合やら、いろいろな行き違いで、とうとう秋も半ばになってしまいました。はじめから時間を制約しないという編集部の意向でしたので、私たちは、それに甘えて参りましたが、そろそろ終わりにしなければなりません。この手紙が最後になると思うと、何とも寂しい気が致します。

また新しいお能を創《つく》っておいでになるとのこと、すばらしいですね。それだけの障害をお持ちになって、まだ、社会のことを思われる、行動なさる。すごいことだと思います。先生のお心の中の熱いお気持ちが今度のお手紙の文面からあふれていて、深い感銘を受けました。私も思いはおなじです。

先生はすでにお能を通して、実動をはじめていらっしゃる。社会に原爆の恐ろしさを訴えようとしていらっしゃいます。でも先生！　間に合いません！　どうしましょう？　国会を動かしている人たちは、核武装を、再軍備をねらっています。再軍備なんて、徴兵でも、志願でも、どちらもあってはならないことです。

人を殺してはいけないという倫理観を人は生まれつきもっているのでしょうか。それを疑いたくなります。少なくとも一部の男性は、人を殺すことを何とも思っていないと思えてなりません。

子供は多くの場合女の手で育てられます。いくつくらいから、好戦的な遺伝子が発現するかというのはおもしろい問題ですが、環境は、幼いときほど女性的であると思います。私の孫は、女の子ですが、生まれてから一歳くらいまでは乗り物にばかり興味を示しました。『きかんしゃやえもん』が大好きで、自動車や電車の玩具《おもちゃ》ばかりで遊んでいました。ところが、ちょうど一歳頃だったと思いますが、突然着るものと宝石に興味が移りました。ほんとうに突如としてでした。乗り物には以後見向きもしません。

こんなに早く、好むものに対する男女の差が出てくるとすると、学校教育では間に合いません。「戦争ごっこしよう」などというお母さんはまずいないでしょう。私の知ってる多くの母親は、鉄砲などの戦争に関する玩具も買い与えませんでした。それでも男の子はほしがるのです。

美しいものに触れさせることがたいせつなことは、先生も強調なさっているように、まちがいないと思います。それだのに、子供を取り巻く環境はけばけばしい色彩と騒音に満ちています。

私は最近、小学生のお母様から、学校で音楽鑑賞の時間がないらしいと伺ってびっくり致しました。私が小学生の頃は、レコードもほとんど残っていませんでしたが、音楽の先生が児童の家からレコードを借りて、聴かせてくださいました。その美しかったこと、今でも忘れられません。

アメリカでは、早期教育をしようというので、乳幼児の心理学が盛んだそうですが、私たちも別の意味から研究する必要があるようです。

教育は、遺伝子の発現に合わせておこなうべきだとおっしゃる先生のお考えに私もまったく同感です。英語などは小学生から教えるべきですし、国語もそうでしょう。

ただ、最近『音楽の神童たち』（C・ケネソン著、渡辺和訳、音楽之友社、二〇〇二年）を読んで、少々複雑な気持ちになっています。神童などというのは、掃いて捨てるほどいるのだそうです。音楽や数学の遺伝子は早く発現するので、神童が生まれるのだろうといっています。けれども、その遺伝子というのは、音を聞き分ける力があるとか、音の記憶がよいとかいうだけではないのです。

たとえば、ロリン・マゼールが一一歳の時に、トスカニーニに代わってNBC交響楽団を指揮したときのことです。

「音楽家たちはまったくの子供が指揮台上に現われたのに腹を立て、不快感を表明しようとペロペロキャンディーを舐《な》め、明らかな敵意をもって彼をにらんだのである。オーケストラはわざと音を外した。即刻ロリンは修正する。彼の頭の中には、オーケストラ総譜が完璧《かんぺき》に記憶されていたのである。そんなちょっとした身振りを手始めに、ロリンはベテラン演奏家たちとの関係を作り上げ、ほどなくそれ以上の事故なしにリハーサルが進むようになる。やがて次第に、先ほどの嘲《あざけ》りを効果的かつていねいに受け流した子供に向け、ある種の敬意すら醸し出された」

一一歳の子供がおとなの集団をコントロールする能力を持っていて、しかも音楽にも秀でているというのは、とても確率の低いことのように思えるのです。まあこの場合は音楽を通して、集団をコントロールしたのでしょうが、それにしても、才能、能力ということを考えるときにはよほど注意しなければならないような気が致します。教育の問題は頭が痛いですね。こんな重要な問題が、それをわからない人にゆだねられているということはやりきれない気が致します。特に中学高学年から高校にかけての倫理、道徳、宗教について考えていくときに、劣悪な環境に置かれるということは、あってはならないことです。

私は、父が旧制高校の教師をしておりましたので、旧制高校の人たちの生活をよく見ましたが、みんなもっと考え、悩む時間をたくさんもっていたと思います。教えるというのは、詰め込むのではなく、引き出すことだと思いますが、そのようには考えられていないようです。先生もおっしゃっているように、詰め込まなくてはならない時期はもっと幼いときにあるのです。

人格が形成されていく大切な時期に、読書もせず、人生について考えもせず、苦しみも悩みもしなければその子供の成熟ということは考えられません。

私はせめて家の子にだけでも戦争のことを話そうと思うのですが、うるさがられそうで、なかなか良いきっかけをつかめません。子供というのは、母親のいうことはうるさいと思っているのです（少なくとも家の子供たちは）。

先生のお能は子供たちでも理解できますでしょう？　あらかじめ説明しておくこともできます。全国の高校生に観せられないでしょうか。

日本も核をもつようになる日は来るのでしょうか？　再軍備をしないといいながら、自衛隊ができるときも、私は、何ももたないでいて、国際世論に訴えるのが一番良いと思っていました。ところが、じわじわと大きくなり、今はこれを軍隊でないといえるでしょうか。国会中継を観ておりましたら、「自衛隊を軍隊と呼べるのが筋が通っていいんだ」といっていた議員がいましたが、私は耳を疑いました。軍隊をもち、徴兵制を敷き、また、国民が泣くのでしょうか。

この間、北朝鮮が日本に何か仕掛けてくるのではないかといわれたときに、国際世論は頼りになるだろうかと私は疑問に思いました。一つには北朝鮮という常識の通じない国であること、もう一つには、日頃の私たちの運動が不足していると思いました。もっと強く核を使ってはならないこと、もってはならないことを世論に訴え続けなければ、今のままでは、国際世論は私たちを守ってくれないと思います。

世界のどの国も核をもたないような運動がなぜ起こらないのでしょうか。武器を作らない、争いは話し合いで処理するということが人間にはなぜできないのでしょうか。今の人間は、爬虫類《はちゅうるい》レベルの集合的無意識に支配されていると思います。

かつてキューバ危機でソ連がアメリカにせめて来るという噂《うわさ》がたったときに、アメリカ政府は、核に侵されない、三〇〇人あまりの人を収容できる施設を作り、食べ物もたくさん備蓄して、政府の高官とその家族だけをそこへ収容する用意をしていたそうです。政治家として情けないと思わないのでしょうか。なぜ武器が作られ続けるのかも不思議で仕方ありません。人を殺す道具を作ることを人類はなぜやめないのでしょうか。この問題になると、私は人間を理解できないのです。武器を作るともうかるだけではないのですね？　何かが武器をほしがらせる、作りたがらせる、お金以上の何かがあるとしか思えません。アメリカでもあれだけの事態になりながら、武器の規制が完全におこなわれないのは、自衛本能のようなものがあるのではないでしょうか。

徴兵制は絶対にいやです。私のお友達にも、お父さんが戦死した人たちがいます。お父さんが、お兄さんが、息子が、なぜ死ななければならないのでしょうか。なぜ人間を危険にさらすのか、私には理解ができません。なぜみずからの手で不幸を作るのでしょうか？

こういうときにこそインターネットを役立てればよいのですね。反戦グループは世界にたくさんあるにちがいありません。それらを組織して大きなうねりにしなければならないのでしょう。

私は、だまって見ていられない思いで、環境問題の本を書きましたが、反戦の本も必要かもしれません。そんな本が日本で必要になるなんて、ほんとうに悲しいことです。

ウイルスも怖いです。いつ何時、とんでもないウイルスが増えるかもしれない。それが、すぐに世界中に広まってしまう。きっとどんなウイルスでも、それに抵抗性をもった人というのはいるでしょうから、いくらかは生き残る。こうして、人類は減っていくのでしょうか。考えていくと怖いことばかりです。特にこのところ、地球全体の人々の心がすさんでいるようで悲しいです。みんなで平安を祈る歌を歌えばいいのではないでしょうか。世界中おなじ歌を。

先生のお宅の建て替えはたいへんでいらっしゃいましたね。奥様がよくそこまでおできになると思います。私から見ると、スーパーレディーです。

また、昔のものの整理というのはたいへんなもので、先生もそうとう収集癖をお持ちのようですから、どんなにたいへんでいらしたかと思います。いまごろLPレコードを取っておこうなどということでは、往生も心許ないと思います。

かくいう私も、大切にLPレコードとプレイヤーを取ってあります。死ぬまで絶対に聴かないと思いますが、私にとってはすばらしいコレクションなのです。

先生がデュ・プレのブラームスのソナタといわれたので、昨夜《ゆうべ》はCDで久しぶりに聴きました。私もデュ・プレは大好きで、全集をもっています。バレンボイムのピアノも好きなのです。ベートーヴェンのソナタもいいですね。私はどちらかというとすぐ捨てるタイプで、身の回りはかなりすっきりしています。ところが、ゴミ箱を探すことはしょっちゅうやっています。これは柳澤の影響を受けたのだと思いますが、彼の悪いところは、人のものまでだまって捨ててしまうことです。

私の鏡台の引き出しに入っていた化粧品を全部、無断で捨てられたときは、あまりのことに怒る気もしませんでした。

それでも彼の方がもちものはずっと多いです。私はいつ死ぬかわからないので、できるだけ整理し続けてきたので、比較的少なくてすんでいます。それでも整理するとなったらたいへんなことだと思います。
先生がどんなにおつらい思いをなさったか、想像にあまりありますが、それも老いるということのつらさの一面なのでしょう。老いるということは恐ろしいことだと思います。

そろそろこの往復書簡の筆をおかなければなりません。このような企画を立てていただけなければ、先生とお手紙のやりとりはできなかったでしょうに、ほんとうにこのようなチャンスを与えられ、うれしく光栄でございました。

長い時間がかかりましたので、いろいろな季節にまたがり、思い出すことも多々ございます。今となっては、先生からお手紙をいただくのをそわそわして待ったこと、その返事を考えながら書いたことも皆なつかしい思い出でございます。
これからの先生と奥様のご生活が、あまりおつらいものにならないようにお祈り致します。私も何とかがんばって、天から与えられた仕事を終えるまでは、負けないように書き続けたいと思っております。

先生もご知能がそれだけ研ぎ澄まされて残されたことを神のご意志と考えられて、必要なことをご本でもお能でも書いていただきたいと存じます。

子孫のために、少しでも住みやすい地球を残してやりたいと願っております。お力添え下さいませ。

台風一五号が関東の方へ向かっています。雨がさんさんと降り、蜘蛛《くも》の巣が水滴で光っています。芝生には蟬《せみ》が頭をつっこんで死んでいます。彼らの季節は過ぎました。今年は梅雨が長く、夏がなかったような変な気候でしたが、これから先生のことを思い出すとき、きっとこんな情景も一緒に思い出すでしょう。

私どもの先行きはけっして明るいものではありませんが、行き着く先はおなじです。どうかあまり過酷な道はさけさせてほしいと思いますが、先生も奥様もお大切にお過ごしくださいませ。

ほんとうに長い間おつきあいくださいましてありがとうございました。私に取りましては、望外の喜びでございました。また、思いがけぬよいこともあるかも知れませんので、がんばって歩いて行こうと存じます。

お名残惜《なごり》しゅうございます。

かしこ

柳澤桂子

二〇〇三年九月二一日

多田富雄先生

私が原爆の能を書く理由

多田富雄

この前のお便りが、電子機器の不都合のため、二カ月も遅れてしまったこと、深くお詫《わ》びいたします。便利なようで不便、速いようで遅い電脳。ほんの一寸《ちょっと》した手違いで、確かめようがない間違いが起こる。そんな機械に依存している、不確かな世界に住んでいることがあらためてよく分かりました。

今日はもう九月の末、久しぶりの抜けるような秋空が広がっています。今年も後残すは三カ月、障害を持つ身には、長いようで、あっという間の一年です。

この往復書簡もこれが最後とか、なんとなく淋《さび》しいような気がしています。柳澤さんからのお手紙を待ちわび、それが届いた時、わくわくしながら封を切る喜びもこれで終わるかと思うと、淋しくもなります。この一年半あまりの間、知的な刺激を与えてくれ、また懐かしい生物学の研究を考える機会を作ってくださったことには、感謝のほかはありません。今度は出版社の仲介なしに、電子メールでお便りしましょう。

本当に今日は、神の恩寵《おんちょう》のような秋晴れです。陽だまりで寝そべっている隣家の白い老犬にも、限りない平安がもたらされています。近くの銀杏《いちょう》が色づいて、落ちた実をビニール袋で拾い集めている人が見えます。こうして無事に生きているのも、二年余り前に発作を起こして、死線をさまよっていたことを考えると、夢の中のような気がします。いまこうして秋の午後に訪れている平穏なときが、いつまで続くのだろうかと、ふと現実に引き戻されて不安な気持ちになります。

私はいま、広島と長崎の被爆を題材にした能の台本を二つ書いているところです。その一つ『原爆忌』は、もう書き終えました。これは観世榮夫さんに頼まれたもので、来年の広島音楽祭に出す予定です。ここでは被爆者が原爆のすさまじさ、悲惨さを自ら語り、その思いを「カケリ」という激しい所作に舞うのです。そして、原爆忌の灯《とう》籠流《ろうなが》しを舞台に再現した「鎮魂の段」で終わります。

もうひとつは、やはり観世流の方が長崎で上演するというので、いま『長崎の聖母』という能のプロットを作っているところです。こちらはキリエエレイソンのグレゴリオ聖歌のなかに、被爆者のキリスト教の信者の女の霊が現れ、廃墟《はいきょ》からの復活を歓ぶ「早舞」を舞うという筋にしようと考えています。広島は「鎮魂」、長崎は「復活」というイメージは、私が以前から温めてきたものです。

いずれも能という現代ではマイナーな演劇で、オペラのようにたくさんの人が観てくれるわけではありません。それに、おっしゃるとおり、そんな遠回りなことをしていては、間に合わないといわれればそのとおりです。

でも私は書かなければならないと思っています。なぜか、といつも自問します。まだ私は希望を持っているからです。何に？　人間に、まだ絶望しているわけではないからです。また、演劇や音楽に、観念だけではない力を感じているからです。

核武装を企《たくら》んでいる人たちは、核の抑止力という神話を信じている人たちです。それが神話でしかないことが分からないのでしょうか。彼らが、核を持てば戦争を抑止できると思うことの間違いに気づくのは、自滅する寸前でしょう。

その教訓は、パレスチナとイスラエルの際限ない殺し合いに見ることが出来ます。もう双方とも飽きて平和を望んでいるはずです。でも和平へのきっかけと条件が、見つかりそうもない。本当は暴力はやめたいと思っているが、やめることが出来ない。

麻薬と同じようにアディクション（濫用《らんよう》）に陥っているのです。核兵器などは、このアディクションを助長するだけで、戦争の抑止力にはならない。でも最後の手段だけは、イスラエルも使うことをしないでいる。

私は昔からの親しい科学者の友達がいるので、イスラエルには二度ほど行きました。パレスチナ問題では、イスラエルに責任がより大きいとは思いますが、イスラエル人の少なくとも大半は、決して好戦的ではないことに気づきました。彼らも平和を求めているのです。

私の友人は、イスラエルのワイズマン研究所の生物学者ですが、熱烈な平和主義者です。おりしも交通事故で脳死になったイスラエル人の青年の腎臓《じんぞう》を、アラブ人の少年に移植するのを実現させたところでした。こういう人がいる限り、最終的に破滅は防げると確信しました。一握りの過激な民族主義者に、踊らされている人が多いだけです。一人一人は、皆平和を願っているのです。こんな世界で、軍備を持つことまで否定するのは非現実的ですが、破滅はきっと回避できると信じています。

それに私は、まだ言葉に希望を託しているのです。もっと広く、芸術の力と言ってもいいでしょう。

パブロ・カザルスが国連で、故郷カタロニアの『鳥の歌』を弾いたとき、東西を問わずだれもが心を動かされた。私の能はそんな強い力を持っているわけではないでしょうが、観世さんのような名手によって舞台に載れば、きっと訴えるものがあると信じています。

ではなぜ能なのかといえば、たまたま私が能の作劇術に通じているからというだけではありません。実際は何でもいいのですが、能には独特の訴える力があると信じているからです。

たとえば、能はいろいろ説明的な動きをするわけではありません。何かが舞台の上で実際に起こるわけでもない。能の登場人物は、幽霊、つまり死者だから、事件はもうずっと以前の過去の出来事なのです。それを見てきた死者が舞台に現れて、過去の事件を物語る。死者だからその顚末《てんまつ》をみんな知っている。だから疑いがない。何も派手な所作をしないから、かえって訴える力が強いのです。わめいたり叫んだりしないので、じっとしている。それを存在感ある役者の身体が演じるから、説得力があるのです。そしてそれをじっと観て、分かってくれる観客が必ずいる。それは千人の分からぬ人に語りかけるより、力になることです。

私は原爆のことを死ぬ前に必ず書き残したいと、以前から思ってきました。それは、知っているものの義務のように感じられるからです。原爆の記憶がいま風化しようとしているとき、それを書き残す機会が与えられたことは嬉《うれ》しいのです。

私は以前に、戦争中の朝鮮人強制連行のことを主題にした『望恨歌』という能を書きました。第二次大戦の頃に日本に強制連行され、九州で死んだ若い朝鮮人の男の遺品のうちに、朝鮮に残した結婚したばかりの妻に宛《あ》てた書きかけの手紙が見つかります。それを届けにいった九州の僧に、いまは七〇を越えた老婆《ろうば》になって、「牛の尾の姥《うば》」と呼ばれている独り暮らしの妻は、手紙を読むと朝鮮語で一声だけ悲痛な謡《うたい》を謡う。「アア、イゼヤマンナンネ（ああまたお会いしましたね）」という謡です。朝鮮語で、能の謡が謡われるのは空前のことです。そして秋夕《チユソク》の酒を僧と一緒に飲んで、亡き夫を思って、「恨《ハン》の舞」という静かな舞を舞うのです。

初め観世流の長老、橋岡久馬《はしおかきゆうま》さんが国立能楽堂で初演し、その後、観世榮夫さんによって各地で何度となく上演されたのですが、そこに流れる思いは同じです。戦争は、民族を超えて悲劇をもたらします。その責任が私たちの国にあったのは明白です。いま北朝鮮の拉致《らち》問題が重大な問題となっていますが、日本も罪を犯したのは事実なのです。いまさらという人もいますが、何度でも思い出す必要があると思うのです。

アインシュタインが主役の能『一石仙人』も、核武装の否定と平和を願う能です。アインシュタインの化身《けしん》、一石仙人が、日蝕《にっしょく》の異郷の砂漠に現れ、相対性原理を、仏教説話などを引きながら説き、物理法則から免れぬ人間の宿命を物語り、核の恐ろしさを見せつけてブラックホールに引かれて消えうせます。この劇場版が、二〇〇三年の一一月に木場のスタジオコートという劇場で再演されます。九・一一の同時多発テロ事件を追悼して、国連で上演するという話も出ています。

平和への願いを能で表現するというのは、非力ではありますが無駄なこととは思っていません。むしろ沈黙したら破滅だと信じています。そして演劇に参加していることは自分を元気にします。介護2の認定を受けた、寝たきり老人に準ずる障害者ですが、これを頼りに生きる糧《かて》にしています。

柳澤さんが言われるように、目標は核の全面廃棄しかありません。いかなる条件もつけない完全な核廃絶のために、努力して行くしかありません。

私は希望を捨ててはいません。核の脅威は現実には押し迫った問題ですが、それを不用意に使ってしまうほど人間はおろかではない。どこかで破滅を回避する自己保全の遺伝子が働いていると思います。これまで何度もあった危機を回避できたのは、単に幸運であっただけでなく、心の奥底の恐れと、人間に対する愛と信頼が残っていたのではないかと思うのです。

人類は、恐れと愛の遺伝子も受け継いでいると信じましょう。そして前向きに核廃絶を祈りましょう。こういう演説口調は嫌いですが、つい熱弁を振るってしまいました。ごめんなさい。

しかし、反戦の意志といっても、単にぼやいてばかりいたのでは何の力にもなりません。私たち自身の日常に生きていなくては、不毛な議論になってしまいます。私たちは紛れもない弱者です。不治の難病を持っていたり、重い障害を持っています。戦争になったら、真っ先に犠牲になります。でも弱者だからこそ、生き抜くことが大切な役目だと思います。

少なくとも生物学を学んだものとして、生命を大切にした生きかたを守ること、そして生命のルールを守って生きることの大事さを、どんな形でも訴えてゆくことが、私たちにできる何よりも大きい意思表示ではないでしょうか。

教育の問題は確かに頭の痛い、しかし避けては通れない問題です。教育の最終の目的は、おっしゃるとおり「引き出す」ことです。エデュケーションという言葉の語源は、文字通り引き出すという意味ですから。

では何を引き出すと言うのでしょうか。私は、人間の可能性の遺伝子が発現するのを、正しい時期に、正しい形で引き出すことが教育ではないかと思います。ゲノムの中には、人間の無限の可能性が秘められているはずです。音楽の才能も、数学の才能もみんなそこに隠されている。でもそれはすぐにはわからない。誰かが発見し、引き出さない限り、見えるものではないからです。

それを発見し引き出すのが、初等中等教育です。その時期には、初めて発現する遺伝子が多いからです。引き出すためには、それを上手に発現させる条件を作る必要がある。私はそれがいわゆる「読み書き算盤《そろばん》」に相当する基本的な学力だと思います。

ロリン・マゼールのような天才だって、はじめはやはり教則本を習うという時期があったに違いありません。ジョージ・ガモフだって、数を数える楽しさを教えられたときがあるはずです。おそらくそんな時期は、彼らの場合異常に早く始まり、しかも著しく短かったに違いないのですが、幸いにも発見された。大切なことは、音楽や数学の遺伝子が目覚めたときに、それを解き放つ機会が与えられたことです。

目覚めた才能の芽を、摘み取らないようにすることは難しい。「わが生は、下手《へた》な植木師らに／あまりに夙《はや》く、手を入れられた悲しさよ！」というのは、中原中也の詩の一節です。にもかかわらず、彼の類《たぐ》いない詩の魂は見事に開花したのですが、一般には目覚めた才能の芽を、枯らすことなく育てることは難しい。

そんな難しいことは別問題として、子供たちには正しい日本語と、算数の楽しさを学校でみっちり教えてもらいたいですね。「読み書き算盤」です。それは美しい日本を知り、数式を操り、自然の法則の神秘を知るために、一番重要なことです。

私は三人の子供を持っていますが、自分のした教育にはまったく自信を持っていません。ただごく普通の、常識的な社会人になったことだけで、満足しなければなりません。それ以上の、教育と呼べるような教育はしなかったのです。でも自分らしい生き方を、自然に見つけているようです。

動物が好きなこと、犬や猫をかわいがり、好みは違いますが、それぞれ美術や音楽を愛するのは、妻と私の遺伝子に有ったものかも知れません。多少私の功績があったとすれば、能楽堂に子供のころから有無を言わせず連れていって、退屈なら昼寝することを教えたことくらいでしょう。

私の新作能は、高校生や中学生くらいになれば分かります。『一石仙人』の初演のときは、能楽師から日本音楽の授業を受けた高校生が、大勢立ち見していました。このごろは日本の音楽も学校で教えるそうです。とてもいいことと思います。来てくれた生徒は、大部分文系の大学に進学するのでしょうが、文系の学生だけでなく、理科が好きな少年も見てくれたらいいのにと思います。『一石仙人』は、アインシュタインの理論を、音楽や動きを使ってやさしく説明し、その広がりを描いたものですから。

妻は、柳澤さんにスーパーレディーといわれて、「こんなにトンチキ母さんだとは見えないんでしょうね」と喜んでいます。私は体が不自由になってから、好むと好まざるとにかかわらず妻と再び蜜月《みつげつ》に入ることになりました。もっとも妻には迷惑な話でしょうが。もうほかには頼るものがない。妻もいまは仕事をやめ、さっぱりしています。いままで出来なかった園芸などの趣味に打ち込むようです。

家の新築は、暗礁に乗り上げて、まだ建ちそうもありません。更地のままです。本郷あたりは規制が厳しく、区役所の建築の認可が下りないからです。それに障害者に適した設備を作るには、目の玉が飛び出るほどのお金がかかります。こんなところには住むなといわれているみたいです。まだ建築費の折り合いが付かず、工事は足止めです。

勇ましいことを言っても、私たち障害を持っているものが、人間らしい生活を送るのはまだ困難です。時々はめげて落ち込みます。それに私の障害は、片麻痺《かたまひ》や言語障害のほかに、嚥下障害《えんげしょうがい》という生きてゆくために必須《ひっす》な摂食の困難があるのです。毎食後、誤嚥のために激しく咳《せ》き込み、苦しみは計り知れません。いまでもいつ肺炎になるか不安です。時には、まだ自殺の衝動まで頭をもたげます。

でもそのたびに、こうして曲がりなりにも片手で文字を打って、自分を表現できることを思って踏み留《とど》まります。今日まで柳澤さんとの手紙での交流が、どんなに生きる勇気を与えてくれたでしょう。

これで一年半に及んだ往復書簡の筆、いやパソコンを措《お》きます。始めたころは、ワープロでポツリポツリ打っていたのが、左手だけでも何とか普通には打てるようになりました。それでも一〇日余りかかったので、秋が日ごとに深まりました。今日もまた素晴らしい秋空です。

お別れするのに、天が与えてくれたようなさわやかな日です。これからは日も短くなり、冷気も身にしみるようになるでしょう。おつらい日もあるでしょうが、与えられた命を大切にお過ごしください。

お名残《なごり》は尽きませんが、またの機会もあると思います。この一年半のおつきあいを感謝してパソコンのふたを閉じます。

二〇〇三年一〇月一〇日

湯島の寓居《ぐうきょ》にて

多田富雄

柳澤桂子様

あとがきにかえて

新しい生命の目覚め

多田富雄

ここに収めたのは、柳澤桂子さんと一年半にわたって交換した往復書簡である。一度も会ったことのない、二人の不治の病を持つもの同士が、慰めあい、励ましあって、心の交流を深めた記録として、出版していただいた。

ご承知のように、柳澤さんは生命科学の研究者である。不幸なことに、難病に倒れ、三〇年にもわたって病床にある。はじめは病名さえ分からなかったという。重度の片《かた》麻痺《まひ》のほかには持病を持っていない私などとは、比べ物にならない重い病気の持ち主である。

柳澤さんは、若いころT遺伝子という発生異常の鍵《かぎ》を握る遺伝子の機能を予測され、将来を嘱望されていたのに、志半ばで病に倒れられた。どんなに無念だったか、同じ生物学の研究をしてきた私には痛いほど分かる。

しかも次々に襲う耐え難い苦痛、命さえおびやかす原因不明の病状の進行下で、明《めい》晰《せき》でだれにも分かりやすい文体で、生命科学の問題点を解説しておられる姿を、常々尊いものと見てきた。病気のことはよくわからない私も、さぞおつらいだろうという気持ちでいっぱいだった。

私は面識こそなかったが、柳澤さんを風の便りに知っている。私が大学の医学部を卒業して、研究室に入ったころ、美人で優秀な若い女性の研究者が、いい仕事を発表しているという評判がもっぱらだったのを覚えている。なんとなく憧《あこが》れに似た気持ち

事をそれとなく見守っていた。マウスのT遺伝子座は、私が研究していたM

座と同じ染色体にあって、両方とも多形性を作るので、何か関係が

と想像したこともあった。

のだが、忙しい毎日にかまけて、とうとう一度もお目にかから

にならなければお手紙を交わすことはなかったであろう。

五月に、旅先の金沢で突然、脳梗塞《のうこうそく》の発作に見舞われた。何日間

境をさまよい目覚めたときは、右半身の完全な運動麻痺《うんどうまひ》に加えて声を失い、障害で水さえ飲めなくなった。声が出ないから、苦しくても訴えることも出来い。ただ妻に向かっておろおろと泣くばかりだった。

カフカの『変身』という小説は、一夜のうちに虫になってしまった男の話だが、私もそんなふうであった。到底現実のものとは思えなかった。

すぐさまストレッチャーに乗せられて、初めてＭＲＩ（核磁気共鳴装置）にかけられた。そのときの恐怖もいまだに忘れることは出来ない。有無を言わさず台にくくりつけられると、耳のそばで音が聞こえ始めた。

はじめはポカンポカン、ポヤポヤポヤ、と聞こえたが、それがジーコジーコ、ガーガーガーというような音に変わった。なんだか非現実の世界に入ってしまったようだった。

　やがて音はすさまじい騒音となり、私は助けを呼ぼうとしたが、声はでないし、逃げることなんかできるはずがない。舌が捩《よじ》れて喉《のど》に落ち込み、呼吸することも困難だ。およそ三〇分後に息も絶え絶えになって救出された。夢ならば覚めよと思ったが、それが現実だった。

妻に「大丈夫？　大丈夫？」としきりに聞かれたが、大丈夫のはずはない。ただ身振りで、苦しかったと訴えるのがやっとだった。それよりもあの音の恐怖で、体中が引きつり生きた心地がしなかった。

それがすべての発端であった。その日以来、私は右半身の完全な運動麻痺に加えて、重度の構音障害と嚥下障害に苦しめられている。約一年の入院期間を終えて、自宅に帰ってきても苦しみは一向に減少しない。

喉が渇いても、喉を潤すことは出来ない。水どころか、自分の唾《つば》さえ飲み込むことが出来ないのだから。唾を飲み込み損ねて噎《む》せることの苦しさ。まして食物など到底飲み込めるものではない。鼻から通したチューブから、すべて注入するほかない。それが三カ月続いた。まさに地獄のような苦しみである。

初めは嘘《うそ》だと思った。冗談じゃない。しゃべれないなんて。前の日まで元気に講演して歩いて、夜になるとビールを飲み干していたのだから、この異変は到底信じられなかった。でもそれが現実だった。

死地を脱して、病後の半睡の状態から目覚めたときは、絶望して死のうと思った。それが何とか一年も生き延び、こうして呼吸しているのは夢のように思えた。

リハビリを毎日続けてはいたが、麻痺はもう動かないものになって、実用的には歩くことは出来ない。声も出ないし、水分は今でも管を入れて補給している。食物は管ではなくなったが、やっとおかゆを咳《せ》き込みながら一椀《ひとわん》飲み込むに過ぎない。

その苦しみのさなかに、この往復書簡の提案を受けたのだ。私はまだ、発作後一年弱に及んだ入院から解放されたばかりだった。それも住み慣れた我が家には帰れない。バリアフリーの貸しマンションを妻が見つけてきたのに、移り住んだときだった。家に帰れないのは、階段があって高々三〇センチの段差を越えることが出来ないためだ。私はすっかり落胆して、生きることに自信をなくしていた。

この貸しマンションとて段差や凹凸があって、決して安全というわけではない。転倒してあざが出来たり、体の平衡を失って自信をなくしたりしたこともあった。それに「文藝春秋」に、苦しかった闘病記を書いたものの、まだ旧式のワープロでポツリポツリ一字ずつ打ち込むのがやっとだ。往復書簡などできる自信はなかった。

体もまだ実生活には慣れてはいなかった。病院では何もかも監視されながら保護されていたのが、ここでは全部自分で工夫して生活様式を決めなければならない。何をするにもうまく行かず、自信がなくなっていた。自分が半身不随になって声まで失うなどと、もちろん予想もしていなかったから、何をやってもうまく行くはずがない。生きる理由さえ見つからなかったのだ。

柳澤さんと往復書簡を交わすのは望むところだが、そんな知的能力が私に残っているだろうか。ひょっとすると、私の言っていることは、見当はずれになるのではないかと危惧《きぐ》した。

でも、初めてのお手紙にお返事を差し上げた後、なんともいえぬすがすがしさを感じ、久しぶりの知的興奮を覚えた。そして何よりも、生物学的話題を考える機会に恵まれたことに感謝した。発病後約一年がたったころであった。

柳澤さんの最初のころのお手紙には、障害を持って生きること、またそれを介護する人の大変さを優しい口調でアドバイスしてくださり、当惑ばかりしていたころの新米の障害者の私は、どんなに励まされたかしれない。だから手紙の往復が進むにつれて、たとえ重度の障害を持っていても、何とか生きてゆけるという自信を持ったのである。

それに勢いづいて、対談の日にちが決まっていたのに私が発作で倒れたために、キャンセルになっていた鶴見《つるみ》和子《かずこ》さんとも、往復書簡を始めた。これはすでに『邂逅《かいこう》』

として藤原書店から二〇〇三年六月に刊行された。柳澤さんのお力付けがなければ到底できなかったことである。実際、個性の違うお二人の女性との手紙のやり取りは、私を元気づけた。私はお二人に元気をもらって、苦しい一年余りをやりすごすことができたのである。いくらお礼を言っても言いたりない、天の授け物だった。

往復書簡は、スムースに進んだわけではない。はじめは旧式のワープロに、麻痺していない左手だけで打ち出したものを、集英社の平野哲哉さんに送り、それを柳澤さんのご自宅に届けてもらうという面倒な手続きをとっていたが、やっと見よう見まねでパソコンを使えるようになってからは、メールに添付できるようになった。それでも電子機器の間違いで、二カ月あまりを費やしたこともある。おかげでパソコンを独りでマスターし、今では不自由なく使えるようになった。

その間、柳澤さんはいろいろな症状に苦しめられたが、いつも明晰さを失わず、私のことをいたわってくださった。私のほうも病気になったり転倒したりで、障害者の一年がいかに苦難に満ちたものかを思い知った。マンションの隣室の火事で、命からがら逃げ回ったこともある。

そんな闘いの中で、柳澤さんからの手紙はひとつの救いだった。それで危機をしのぐことができ、今こうして生きているのは、夢のようである。障害者一年目の私と、病床三〇年の柳澤さんとでは、病気のキャリアーが違うのである。それに柳澤さんの文章の力が加わり、私のめげそうな気持ちを奮い立たせてくれたのである。

手紙は病床の苦しさから、音楽の楽しみ、生物学の発見まで、広範な話題に及んだが、共通して関心の深かったのは、私たちの住む地球がこのままでいいのかという問題であった。ともに生物学を学んだものとして、また障害を持つ弱者として、環境とそれを脅かす人間の本性、遺伝子の問題がしばしば話題に上った。

発作後間もなく起こった大阪の池田小学校児童の大量殺傷事件、駒込《こまごめ》病院に転院して失意のうちにテレビで目撃したニューヨークの九・一一のテロなど、人間というものを疑わせる残虐な事件であった。まだ病気のショックから醒《さ》めていない私の脳には、人間の本性に含まれる邪悪なものの影が、大手を広げて立ち上がったような不吉な思いが支配した。

それに追い討ちをかけたのが、イラク戦争であった。毎日飛び込んでくる悲惨な戦争のニュースが、この書簡集と同時並行であった。心を痛めているのは、柳澤さんも同じであった。話は勢いそれを引き起こした人間の本性につながっている闘争の遺伝子に及んだ。

子孫を残すための競争、雌を獲得するための戦いの本能に端を発すると考えられる、この好戦的遺伝子に関する議論となった。性の裏側にある闘争心、支配欲、残虐性、戦闘の本能などは、これからの人間の運命を考えるのに、大切な問題を提起している。


発作直後には、あんなに死を望んでいたのに、どうして生きてこられたのか、今思えば不思議な気がする。でも、いまは生の感覚のほうが旺盛《おうせい》である。朝起きると硬い装具をはかされる。その異質感で、一日が始まったのを実感する。私は生きているんだ、生きなければならないのだと思う。

もう体は回復しない。神経細胞は再生しないのだから、回復を期待するのは無意味だ。それだけは、この二年の間に嫌というほど思い知った。ダンテの「地獄編」に「この門をくぐるものすべての希望を捨てよ」とあったが、この病気でも同じである。

しかし私の中に、何か不思議な生き物が生まれつつあることに気づくようになった。はじめのうちは異物のように蠢《うごめ》いているだけだったが、だんだんそれが姿を現したように思う。

まず、初めて自分の足で一歩歩いたとき、まるで鈍重な巨人のように、不器用に足を踏み出そうとして戸惑っているそいつに気づいた。私の右足は麻痺して動かないから、私が歩いている実感は今でもない。それでも足を動かしているものがいる。いま、毎日リハビリに励んでいるのは、彼のせいだと思う。まだ杖《つえ》を突き、人に介助されながら、一〇〇メートル歩けるに過ぎない。それでも時には進歩したなと思う。

声が出たときもそうだった。今までどんなに振り絞っても、かすれた呼吸音だけだったが、言語療法でやっとのことに「アー」と言う声が出た。録音された自分の声を再生してみると、おぞましい聞き覚えのないだみ声だった。昔の私のやや甲高い声とは似ても似つかない、たよりないミイラのような声である。私はぞっとした。でもこの後、人とコミュニケーションするには、この声に頼らなければならない。いまは一生懸命、その声で発声練習をしている。

私はこの新しく生まれたものに賭《か》けることにした。自分の体は回復しないが、この不器用な巨人はいま形のあるものになりつつある。彼の動きは鈍いし、寡黙だ。それに時々は裏切る。この間こけたときは、右腕に大きなあざを作った。そのたび私は彼をなじる。

でも時には、私に希望を与えてくれる。今日はSの発音がそれらしく聞こえたと言われては、そのたびにぬか喜びする。構音の訓練は、そんなにたやすいはずはないのだ。でもミイラの声が、どんな人間の声になるかと、私は期待している。

もとの私は回復不能だが、新しい生命が体のあちこちで生まれつつあるのを私は楽しんでいる。昔の私の半身の神経支配が死んで、新しい人の半身が生まれるのだと思えば、障害者も楽しい。そう思って生きよう。そうすると萎《な》えた足が、必死に体重を支えようと頑張っているのが、いとおしいものに思えてくる。

この間、私の第三作目の新作能『一石仙人』が上演された。アインシュタインの特殊相対性原理の世界を、能の技法で表現しようとしたものである。車椅子《くるまいす》で能楽堂に何度も出かけ、言葉で指示することは出来ないが、後でワープロを打って読んでもらった。そうやって舞台稽古《ぶたいげいこ》まで見届けられたのは、なんという幸運なことであろう。曲がりなりにも命ながらえて、生命が再び目覚める兆しを目撃する感動を知る喜びをかみしめたい。その活力の元となったのは、このお手紙のやり取りであった。

あとがきにかえて

平和を祈り病と生きる

柳澤桂子

「多田先生と往復書簡を交換しないか」というお話を集英社の平野哲哉氏が持ち込まれてから、何カ月、いや何年という日が過ぎ去った。一つには、多田先生がたいへんご多忙であったこと、もう一つには、私の健康状態が優れないことで、この計画は延びのびになっていた。

そこへ飛び込んできたニュースが「多田先生が倒れられた」というものであった。私は、この計画は取りやめになるものと思い、たいへん残念に思っていた。

ところが、二〇〇一年の暮れになって、「多田先生の闘病記が『文藝春秋』の新年号に載るらしい」ということを平野さんが教えて下さった。伺えば重度の身障者の身になられて、まだ原稿の締め切り日をにらみながら、左手だけでワープロを打っておられるという。「これはいったいどういうことだろう」と私は多田先生のすごさに感服した。

私は、多田先生のお名前はよく存じ上げていたが面識がない。『免疫の意味論』（青土社、一九九三年）、『生命の意味論』（新潮社、一九九七年）で有名な先生の、そうではない部分を手紙で引き出してみたいと思った。

書き上がった往復書簡を読み直してみると、その試みはかなり成功していると思う。ちょうどおなじ時期に、多田先生は鶴見和子先生とも往復書簡を出版なさっておられる。こちらは、対談の予定だったものが、多田先生が声を失われたので、往復書簡という形になったのだという。

鶴見先生との往復書簡では、情緒をいっさい廃して、自己、非自己の問題、スーパーシステムの問題に話がかぎられている。おなじ往復書簡という形態を取ってもこんなにちがうものができるのかと私自身驚いた。

これらの書簡を書かれる前に、多田先生はすでに、「文藝春秋」に長文の闘病記を発表しておられる。書くということは、かなりエネルギーが集中してこないとできないものであるので、右半身不随になり、唾《つば》を飲み込むことさえできず、声も出なくなった人が、ほぼ半年後にこれだけの闘病記を書き上げるというのは奇跡のような気がする。

普通の人なら、打ちのめされてしまって、ただおろおろするばかりであろう。これを書かれたということは、精神的に立ちなおられたことを示しているが、私に下さったお手紙には、その後の精神的な変化が折に触れ綴《つづ》られていて、貴重な記録になっている。

最初のお手紙、二〇〇二年四月四日では、「訴えようとしても言葉にならず、叫ぼうとしても声にならない。手で表現しようにも体は動かない、という地獄のような苦しみでした」「自殺を考えたこともしばしばでした」「死ぬ用意もしました」などと書いておられる。これが四月四日というと、倒れられてから一一カ月めくらいである。

そのお手紙の終わりの方には、「初めて一歩歩いたとき、人間を回復したようなたとえようのない喜びを感じたのです」と、このような状況で初めて喜びを感じられたことが記録されている。

その次のお手紙は五月二六日のものであるが、過去のことを「思い出そうとすると、……毎日が楽しく、風のように時間が過ぎ去ったと、今ではひどく懐かしく思い出されます」と、心はまだ揺れ動いている。

八月五日の三回目のお手紙には「病気にならなかったら、妻や子供たちとこんなに親密な時間は過ごせなかった」と初めて肯定的な受け止めをされている。

ここで、私の方からこんな感想が記されている。「回を重ねるごとに、先生のお手紙が明るくなっていることにお気づきでしょうか。今回のお手紙で、先生は完全に立ち直られたと強く感じました」（八月一七日）。

九月四日になると「病気のささやかな楽しみは、それと闘って、わずかでも打ち勝ったときに味わうレリーフ（慰め）です……。私は『もぐらたたき』というゲームのようだと思っていました……。ゲームにたとえられるようになったのは、確かに進歩といわなければなりません」とユーモアの感覚が出てくる。そして、先生の心は深まり続け、「むしろ苦しみを突き詰めることで、生の実感がよみがえってくるように思います」という心境になられる。倒れられてから一年半あまりたっている。

その次の年の、二月二五日には「どうしても失いたくないのは、生きているという実感です。実は、病気になる前の自分を考えると、本当に生きる実感を持っていたのだろうかと、自信がなくなることがあります。本当は、前から生きるという実感を失いつつあった。半ば病んでいたということに気づいたのです。病気になって、初めて生きることの大切さを確かめた気がするのです」と告白される。「こうして助かってしまったからには、命をいとおしんで、前向きに生きなければ申し訳ないと、心に決めたところです」（四月一二日）。発病直後とは一八〇度の転換である。

そして、最後のお手紙になると、重度障害者でありながら、核廃絶に向けて、能を通して、人類の役に立つのだという決意が感動的な言葉で述べられている。

どの病人も何らかのかたちで病を受け容《うい》れていくのであるが、多田先生の受容は、非常に速いように思える。言葉をしゃべれない人が、これだけはっきりと論理的に心の内を吐露したものとして希有《けう》の価値があるのではなかろうか。

さて、私の病歴をかねて自己紹介をすることでこの本のあとがきに代えさせていただくことにする。

私の病気は経過も三〇年を超えるし、これまでたびたび書いてきたので、ご存じの方も多いと思う。

発病は三一歳のときである。めまい、吐き気がひどく、日常の生活に差し支《つか》えるほどであったので、都心の病院に入院したのが私と病気の闘いの初めである。

この病気は、次第に悪化して、ひどい状態になったにもかかわらず、診断がつかず、私が悪いことにされ続けた。私の性格が悪いから、自分で病気を作り出している、仕事がいやだから、と医師は勝手に理由を作った。家族にとって、医師の言葉は絶対であるから、家族もそれを信じた。私も自分を責めた。このようなことを三二年間我慢したのである。私の四三年の結婚生活の内、三二年を心身ともに苦しんで過ごした。誰にも話せなかった。誰にも相談できなかった。私は本に救いを求めて、少しずつ心を癒《いや》していった。

そして、一九九九年になって、私の病気が、周期性嘔吐症候群《しゅうきせいおうとしょうこうぐん》という脳幹の病気であることがわかった。シャイ・ドレーガー症候群はのちに否定された。しかし、低髄[*36]液圧症候群の疑いがあるといわれ、検査を受けることになった。

起きていられなくなったので、ほとんどのことができなくなって、仕方なく、本を書くことにした。文章を書くなどとは考えたこともなかったので、自分がうまいのか、下手《へた》なのかもわからなかった。

とにかく書いてみたが、本を書く人は何万人といる。そのなかで、まったく無名の私の本を出版してくれる出版社はなかった。それでも最初の本は、研究者時代の知り合いを頼って、出版していただいた。

それ以外の本は、まったく出版の当てがなかった。ただ、書かずにいられず、毎日パソコンに向かった。書きためた原稿は次第に多くなるが、どうするというあてもなかった。それでも、最初の本を読んだある編集者から、仏教の本に短いエッセイを一年間連載する仕事をいただいた。そのエッセイを読んだ他の編集者から、本の執筆を頼まれた。このようにして、次第に書きためた原稿の山は小さくなっていったが、全部なくなるまでに一〇年の月日がかかった。当てもなくパソコンを打つには、一〇年という時間は、ほんとうに長い時間であった。

私は、もともと生命科学者である。お茶の水女子大学の植物学科を卒業後、ニューヨークのコロンビア大学に三年間留学して、ドクター・オブ・フィロソフィーを取った。

その後帰国して、慶応大学医学部の助手を経て、三菱化成生命科学研究所の主任研究員になった。

アメリカでは、大腸菌を使って、分子生物学を研究していたが、日本に帰ってからは、もっと人間に近い研究をしたいと思い、マウスの研究に転向した。直径一ミリメートルに足りないマウスの卵がどうしてネズミの形になるのかというのが私の研究テーマであった。

その研究のために私は、*T*という遺伝子を研究した。一つの細胞のなかにこの遺伝子の突然変異型のものを二つもつ個体は、発生の八・五日めに死んでしまう。チェスリーが一九三五年にこの突然変異では中胚葉《ちゅうはいよう》と呼ばれる一群の細胞に異常があることを顕微鏡で観察していた。突然変異体が発生異常を示すことから、この遺伝子は、胚の発生に重要な遺伝子であろうと考えられていたが、解析がむずかしそうで、あまり研究されていなかった。私は、この遺伝子は絶対に要《かなめ》になると確信をもった。はっきりとした理由があったわけではないが、私はここに焦点を当てた。おそらく当時、私が世界で一番この遺伝子について本腰を入れて研究していたであろう。

*T*遺伝子は、Tタンパク質を作る。私は、このTタンパク質がマウスのからだの後部に行くほど濃度が高いことを突き止めた。マウスは、この物質を、体の縦軸の物差しとして使っているのである。

私の研究も一つの刺激となって、イギリスとドイツの若手研究者のグループが*T*遺伝子を分離した。この遺伝子は、脊椎動物《せきついどうぶつ》だけでなく、貝やハエにもあることがわかった。そして一挙に、この遺伝子は世界の花形となって、多くの人々に研究されて、発生の機構の解明に寄与している。

しかし、やはり、この研究を続けて世界をリードできなかったことは残念である。けれども、私も多田先生に負けないように、戦争経験を後代に語り継ぎ、戦争の恐ろしさ、おろかさを伝える仕事をはじめたいと思っている。

本書の編集にあたっては、集英社の平野哲哉氏にたいへんお世話になった。心から感謝申し上げる。

[註]

1 バリアフリー……16
障害者や高齢者などが利用する際に、不便さをなくし安心して使いやすくする工夫をしたものをいう。玄関先の段差の解消やゆるやかなスロープなどが住宅や公共施設などに設置されれば生活がしやすくなる。最近、まちづくり条例も各地で取り入れられ、バリアフリー新法が施行され、公共交通施設などにエレベーターなどの設置が義務付けられた。しかし、使い勝手の点などで、まだ改善の余地は大きい。

2 山茱萸……17
早春の花木として多く植えられているミズキ科の落葉高木。五メートルを超えるものもあり、黄色の小花が二〇～三〇個集まって咲く。

3 中心静脈栄養……18
首などの静脈から心臓近くにある太い静脈まで管を入れて栄養液を点滴すること。栄養液の交換時には病原菌が入らないように細心の注意を必要とするが、どうしても感染の危険が付きまとう。家族が行う場合は家族の負担も大きい。この難しい作業を柳澤嘉一郎氏は長期間やり通した。

4　*T*／*t* 遺伝子（座）……25
マウスの第一七番染色体上にある遺伝子（の位置）。優性突然変異遺伝子*T*と劣性突然変異遺伝子*t*がある。

5　主要組織適合遺伝子座……25
移植の際、最も強い拒絶反応を起こす細胞表面の抗原群があるが、それらの抗原を支配する遺伝子群のこと。ヒトではＨＬＡ抗原を支配する。免疫反応もこの遺伝子によって左右される。*T*／*t*遺伝子座と同じ染色体の右側に位置する（上流にある）。

6　脳梗塞……25
脳の動脈が塞《ふさ》がって血液が供給されなくなり、その領域の脳細胞が死ぬ病気。脳細胞が死んだことで失われた機能が、症状として発症する。心臓など脳以外でできた血液のかたまりが流れてきて脳の血管を塞ぐ脳塞栓と、脳の動脈が硬くなり血栓をつくる脳血栓などがある。

7　ゴリウォーグのケークウォーク……31
ドビュッシー作曲のクラシックピアノ曲。「子供の領分」の第六曲。Golliwog's Cakewalk。

8　シャイ・ドレーガー症候群……38
一九六〇年に二人の医師シャイとドレーガーにより報告された難病。自律神経系の変性を主体とする原因不明の疾患。自律神経障害で始まることが多く、進行するにつれて徐々に起立性低血圧が強くなり、言語が不明瞭《ふめいりょう》になったり、パーキンソン症状や筋《きん》萎縮《いしゅく》など運動系の障害があらわれる。著者は一時この疾患が疑われたが、否定された。著者の『患者の孤独』（草思社、二〇〇三年）を読んだ医師からの連絡で、低髄液圧症候群である可能性がでてきた。

9 **猿人** …… 39

最初に直立二足歩行をした人類をいう。直立二足歩行の証拠として有名な足跡に、一九七九年にタンザニアのラエトリで発見されたものがある。約三五〇万年前のものである。犬歯は短く臼歯《きゅうし》は大型で人類の特徴を表し、脳容量は約五〇〇ミリリットル。最近の発見で人類の起源は約六〇〇万年前とさかのぼっている。

10 **ワルター・J・ゲーリング** …… 45

スイスの発生生物学者。一九三九年生まれ。バーゼル大学教授。二〇〇〇年に国際賞である京都賞を受賞。『ホメオボックス・ストーリー～形づくりの遺伝子と発生・進化』（東京大学出版会、二〇〇二年）は、たった一つの受精卵がからだの各部分に分化して生物を形作る際の、他の遺伝子を抑制する働きをもつＤＮＡ配列「ホメオボックス」の働きと、その遺伝子が生物の種間で共通であることの発見物語。

11 **石坂公成** …… 53

一九二五年東京都生まれ。四八年東京大学医学部卒業。ジョンズ・ホプキンズ大学免疫学部長、ラホイアアレルギー免疫研究所名誉所長、カリフォルニア大学内科教授、

米国免疫学会会長などを歴任。七四年日本学士院恩賜賞《おんししょう》受賞、文化勲章受章。九七年日本学士院会員。九九年勲一等瑞宝章《ずいほうしょう》受章。

12　ＩｇＥ……53

花粉やハウスダストなどのアレルギー物質（抗原）に反応する免疫グロブリン（immunoglobulin）という抗体タンパク質の一種。ほかにＩｇＭ、ＩｇＡ、ＩｇＧなどがある。ＩｇＥは普段、血液中で他のグロブリンに比べ最も少ないが、ある抗原が体内に侵入した後再び同じ抗原が入ってくると短時間に大量のＩｇＥが産生され、アナフィラキシーと呼ばれる過敏反応を起こす。スズメバチによる事故死はこの仕組みによる。

13　マラリア……60

原虫が起こす伝染病。ふつう熱帯熱、三日熱、卵形、四日熱（マラリア原虫）の四種があり、悪性の熱帯熱マラリアは死亡率が高い。ハマダラカを介して感染する。体内に入ると増殖をして赤血球を好んで感染して次々に壊していく。特効薬は昔からキナ皮からつくるアルカロイドのキニーネなど。

14　パーキンソン（病）……69

ジェームズ・パーキンソンが一八一七年に初めて報告した病気であることから、パーキンソン病と呼ばれる。ふるえや筋強剛、動作が緩慢になり、倒れやすくなるなどの症状がみられる。これらの症状は抗パーキンソン病薬で症状が消失したり改善する。

伝染性はなく、また、通常は直接子どもに遺伝しない。また、パーキンソン病とは別に小さい脳梗塞が頭の中に散らばって起こった時など、似た症状がでるものをパーキンソン症候群といい、高齢人口の増加により、このパーキンソン症候群は増えている。

15 「ネイチャー」……………………………………70
世界中の科学情報を伝える信頼性の高い英国の週刊の科学誌。日本版は一九八七年からネイチャー・ジャパンより発刊されている。

16 DNA……………………………………………71
遺伝子の本体。デオキシリボ核酸 deoxyribonucleic acid の略。体の設計図にたとえられ、ほぼ全ての細胞の中の核に収められている。

17 ドーキンス………………………………………86
リチャード・ドーキンス。「利己的遺伝子（DNA）」という概念をキーワードに生物の進化を説明した『利己的な遺伝子』（紀伊國屋書店、一九九一年）は多くの学問分野の研究者に影響を及ぼした。遺伝子は自分のコピーを増やすこと（自己複製）が目的のすべてであり、生物は遺伝子の乗り物に過ぎない、という説。この遺伝子主体の考え方の一方、文化的要素の伝達は物理的遺伝子にはよらない現象であり、これをミーム（模伝子）と名づけた。

18 シジフォス………………………………………89
ギリシャ神話シシフス、シーシュポスとも。コリント王であり、メロペの夫。人間の中でもっとも狡猾《こうかつ》な者として知られる。罰としてゼウスによってタルタロスへ落とされ、大きな石を山の上へ運ぶ労役を負うこととなる。

19　**内分泌攪乱物質**　……………… 111

超微量で生物とその子孫に有害な影響を引き起こす合成化学物質で、環境ホルモンともいわれる。そのメカニズムが全解明されていないため、国際的に統一的な定義はない。検査する量は一兆分の一（ピコ）グラムの単位。日本においては、一九九八年に当時の環境庁が「動物の生体内に取り込まれた場合に、本来、その生体内で営まれている正常なホルモン作用に影響を与える外因性の物質」としている。六〇年代のベトナム戦争においてアメリカによって使用された「枯れ葉剤」の成分で有名なダイオキシンはゴミ焼却の際にも生成され、ＤＤＴなどの殺虫剤、船底に塗布された有機スズやＰＣＢなど、環境のいたるところにこの物質は存在し、放射能と並び「目に見えない恐怖」となっている。体内で蓄積される特性があり、食物連鎖によって濃度を高め、その被害は世代をこえて子孫にまで影響を及ぼすとされる。ただし、内分泌攪乱物質の存在を否定する説もあり、真相は不明である。連綿と続いてきた生命の鎖、その希望である胎児・子どもたちを守るのは今の世代のわたしたちであり、その責任は重い。

20　**ＴＧＦ（形質転換増殖因子）**　……………… 112

正常な繊維芽細胞、ＮＲＫ細胞の形質転換を引き起こす成長因子。transforming growth factor の頭文字。性質の異なるＴＧＦ-α《アルファー》とＴＧＦ-β《ベータ》がある。

21 大庭みな子さんの「闘病記」…………117
『終わりの蜜月—大庭みな子の介護日誌』大庭利雄著（新潮社、二〇〇二年）

22 アルカリホスファターゼ…………122
生体内にある酵素の一種。

23 骨形成タンパク質（BMP）…………122
BMPはbone morphogenetic proteinの略。骨中に含まれ、骨の形成を促す因子。多数のアミノ酸が結合した物質。

24 アポトーシス…………132
細胞が死ぬときの一形態。細胞全体が萎縮しながら断片化し、細胞核内のDNAがランダムに切断されて細胞が死に至る。これに対して細胞が壊死《えし》することをネクローシスという。

25 テロメア…………136
染色体の末端部にあって粒子状に見えるもので、テロメア配列とよばれる塩基配列が繰り返されている。ほ乳類では数百回も繰り返される。細胞分裂によって短くなることから細胞の寿命に関係しているとの説がある。

26 メチル化（DNAの）…………136
DNAの塩基にメチル基が結合すること。メチル化された遺伝子は強く不活性化される。

27 アシロマ会議……………………………………………………………138
組換えDNA技術開発にともない、一九七五年にアメリカのカリフォルニア州アシロマ（Asilomar）で開催された、バイオハザード（生物災害）に関する科学者による初の国際会議。遺伝子組換え研究は、安全性を十分考慮したうえで行われるべきであり、実験に際し、安全性を確保する規則を設けるべきであるとの意見が提出された。日本では七九年に「実験指針」がだされた。

28 cDNA……………………………………………………………………148
complementary DNA（相補的DNA）。あるRNA鎖あるいは一本鎖DNAと相補的な塩基配列をもつ一本鎖DNA。

29 塩基………………………………………………………………………148
遺伝子の本体であるDNA（デオキシリボ核酸）を構成する要素の一つ。DNAはアデニン、チミン、シトシン、グアニンの四種の塩基（A、T、C、Gであらわす）がヒトでは三〇億並ぶ。AとT、CとGが相補的に結合して、安定構造の二重らせんをなす。

30 『歌劇王カルーソ』……………………………………………………151
一九五一年のアメリカ映画。ミスター・オペラといわれた伝説のテノール、エンリコ・カルーソの伝記映画。歌い、演じるのはアメリカのテノール、マリオ・ランザ。全編に『アイーダ』『トスカ』など多くの歌曲が流れる。

31　**クローンベビーが生まれたというニュース**……162
二〇〇二年一二月、スイスに本部をもつ新興宗教団体がヒトのクローンベビーを誕生させたと発表し、物議を醸した。日本を含む多くの先進国は安全性と倫理的な問題からクローン人間づくりを禁止している。

32　**クローンの狂言**……177
クローン人間を批判した梅原猛作の狂言『クローン人間　ナマシマ』のこと。文芸誌「すばる」二〇〇二年五月号に掲載された。梅原の大蔵流狂言役者、茂山千之丞《しげやませんのじょう》との付き合いの中から生まれたスーパー狂言といわれる新しい狂言。

33　**ヘルペスウイルス**……178
約一五万塩基対からなるDNAを遺伝子にもつウイルスの一種。直径約一〇〇ナノメートル（一〇〇〇万分の一メートル）の粒子で、いろいろな種類があり水痘《すいとう》、帯状疱《たいじょうほう》疹《しん》などを起こす。

34　**免疫学的寛容**……190
からだの中に侵入する、自己にとって有害なウイルスや細菌といった病原体などの物質を中和させたり排除する仕組みを免疫というが、自分を構成する成分（自己抗原）には反応しない。これを免疫トレランス（寛容）という。

35　**『人はなぜ殺すか』**……221
マット・カートミル著『人はなぜ殺すか―狩猟仮説と動物観の文明史』（新曜社、一九九五年）。類人猿から人類への転換期、それは狩りのため武器を使用したときにおこったという説。古代から現代に至る狩猟を通して生活と文化を詳細に検討する文明論。

36

低髄液圧症候群……………………………………286

脳髄液減少症とも。脳髄液量が減少し頭蓋内の圧が減少するために起きる。全身の激しい痛み、しびれ、倦怠感、めまい、吐き気、睡眠障害などをともなう。

この作品は二〇〇四年四月、集英社より刊行されました。
本文著者写真／秋元孝夫

柳澤桂子の本

好評発売中

愛をこめ　いのち見つめて

病床からガンの友へ

原因不明の病気のために手術をくり返す生命科学者と、ガンの友人女性とで交わされる書簡。家族の愛、生と死への思いなど、病気と向きあうための正しい知識を通して、「生命とは何か」の本質に迫る。

意識の進化とＤＮＡ

「自己」とは36億年のＤＮＡの記憶である。愛するとは、感動するとは、神とは？　脳や遺伝子のしくみ、進化の過程から、精神世界まで、「人間とは何か」を注目の生命科学者がわかりやすく解説する。

生命《いのち》の不思議

原因不明の難病から奇跡の復活をとげた生命科学者が、自らの病床体験を通して生命の謎と神秘、すばらしさ、美しさ、そして「生かされてある」ことの意味をさぐる、珠玉のサイエンス・エッセイ。

集英社文庫

集英社文庫　目録（日本文学）

高野秀行　巨流アマゾンを遡《さかのぼ》れ
高野秀行　ワセダ三畳青春記
高野秀行　怪しいシンドバッド
高野秀行　異国トーキョー漂流記
高野秀行　ミャンマーの柳生一族
高野秀行　アヘン王国潜入記
高野秀行　怪魚ウモッカ格闘記　インドへの道
高野秀行　神に頼って走れ！　自転車爆走日本南下旅日記
髙橋　治　冬の炎(上)(下)
高橋克彦　完四郎広目手控
高橋克彦　天狗殺し　完四郎広目手控
高橋克彦　いじん幽霊　完四郎広目手控
高橋源一郎　あ・だ・る・と
高橋千劔破　江戸の旅人　大名から逃亡者まで30人の旅
高橋三千綱　霊感淑女
高橋三千綱　空の剣　男谷精一郎の孤独

高橋義夫　佐々木小次郎
高見澤たか子　「終の住みか」のつくり方
高村光太郎　レモン哀歌―高村光太郎詩集
竹内　真　粗《そ》忽《こつ》拳《けん》銃《じゅう》
竹内　真　カレーライフ
武田鉄矢　母に捧げるバラード
武田鉄矢　母に捧げるラストバラード
武田晴人　談合の経済学
竹田真砂子　牛《うし》込《ごめ》御《ご》門《もん》余《よ》時《じ》
竹西寛子　蘭　竹西寛子自選短篇集
嶽本野ばら　エミリー
太宰　治　人間失格
太宰　治　走れメロス・おしゃれ童子
太宰　治　斜陽
多田富雄／柳澤桂子　露の身ながら　往復書簡　いのちへの対話
伊達一行　妖言集

田中啓文　異《い》形《ぎょう》家の食卓
田中啓文　ハナシがちがう！　笑酔亭梅寿謎解噺
田中啓文　ハナシにならん！　笑酔亭梅寿謎解噺2
田辺聖子　花衣ぬぐやまつわる…(上)(下)
田辺聖子／工藤直子　古典の森へ　田辺聖子の誘う
田辺聖子　夢渦巻
田辺聖子　鏡をみてはいけません
田辺聖子　楽老抄　ゆめのしずく
田辺聖子　セピア色の映画館
田辺聖子　姥ざかり花の旅笠　小田宅子の「東路日記」
田辺聖子　夢の櫂こぎ　どんぶらこ
田辺聖子　愛を謳《うた》う
谷川俊太郎　わらべうた
谷川俊太郎　これが私の優しさです　谷川俊太郎詩集
谷川俊太郎　ONCE　―ワンス―
谷川俊太郎　谷川俊太郎詩選集　1

集英社文庫

露《つゆ》の身《み》ながら　往復書簡《おうふくしょかん》　いのちへの対話《たいわ》

2008年8月25日　第1刷　　定価はカバーに表示してあります。

著　者　多田富雄《ただとみお》
　　　　柳澤桂子《やなぎさわけいこ》

発行者　加藤　潤

発行所　株式会社　集英社
東京都千代田区一ツ橋2-5-10　〒101-8050
電話　03-3230-6095（編集）
　　　03-3230-6393（販売）
　　　03-3230-6080（読者係）

印　刷　図書印刷株式会社

製　本　図書印刷株式会社

フォーマットデザイン　アリヤマデザインストア　　マークデザイン　居山浩二

ISBN978-4-08-746343-9 C0195